EXAMEN BACTÉRIOLOGIQUE

DES

EAUX NATURELLES

PAR

le baron Robert de Malpert-Neuville

AVEC 32 FIGURES INTERCALÉES DANS LE TEXTE

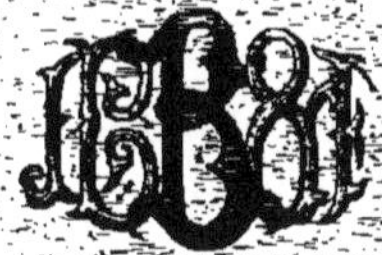

PARIS

LIBRAIRIE J.-B. BAILLIÈRE ET FILS

19, rue Hautefeuille, près du boulevard Saint-Germain

1887

EXAMEN
BACTÉRIOLOGIQUE

DES

EAUX NATURELLES

PAR

le baron Robert de Malpert-Neuville

AVEC 32 FIGURES INTERCALÉES DANS LE TEXTE

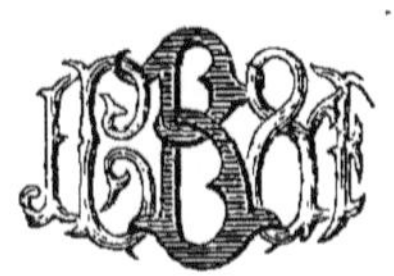

PARIS

LIBRAIRIE J.-B. BAILLIÈRE ET FILS

19, rue Hautefeuille, près du boulevard Saint-Germain

1887

EXAMEN

BACTÉRIOLOGIQUE

DES EAUX NATURELLES [1]

Le fait que dans la plupart des eaux naturelles on rencontre des bactéries, joint à l'influence importante que ces micro-organismes, ainsi que l'ont révélé les recherches les plus récentes, exercent sur un grand nombre de manifestations — je rappellerai entre autres : la coopération des bactéries dans les manifestations inorganiques, la transformation de l'ammoniaque en acides azotique et azoteux, l'oxydation des combinaisons carbonées en acide carbonique, la réduction des sulfates en acide sulfureux, les hydratations, les apparitions de fermentations et de décompositions, la production de matières colorantes (pigments), et enfin les propriétés que beaucoup de ces micro-organismes possèdent dè déterminer des maladies — font qu'il est nécessaire, dans l'examen des eaux, de porter une attention toute spéciale sur la partie bactériologique de l'examen.

Comme c'est généralement au chimiste que l'on confie

(1) Communications du laboratoire de chimie du professeur Dr R. Fresenius, à Wiesbaden. — Traduit du *Zeitschrift für analytische Chemie*, von Remig. Fresenius. Wiesbaden, Kreidel. Janvier 1886.

l'examen de l'eau, il est de son devoir d'être parfaitement au courant des méthodes spéciales de l'examen bactériologique de l'eau, aussi bien que des méthodes générales de recherche des bactéries.

L'auteur a eu le bonheur, comme aide au laboratoire de M. le conseiller privé Dr Frésénius, sous la conduite de M. le Dr F. Hueppe, de participer à l'examen d'eaux provenant de différentes parties de l'Allemagne, et de pouvoir, par ce moyen, apprendre à connaître les méthodes et le but des examens, ainsi qu'un grand nombre de bactéries qui se rencontrent dans l'eau.

Pour acquérir une connaissance encore plus parfaite de ce sujet, et en outre pour déterminer :

1° Jusqu'à quel point une eau de source pure, parfaitement à l'abri de l'influence de l'atmosphère, de l'eau extérieure, des éléments de l'humus, des détritus végétaux et animaux peut contenir des bactéries ;

2° En quel nombre se trouvent les bactéries dans cette eau, de quelle sorte elles sont, et surtout si l'on rencontre dans les eaux naturelles de ces bactéries qui sont connues pour déterminer des maladies ;

3° Quelles actions l'activité vitale des bactéries provenant de l'eau peut exercer dans certains milieux, afin de pouvoir arriver par là à un jugement sur l'eau, eu égard à ses qualités salubres et à ses autres propriétés ;

J'ai entrepris l'examen approfondi de plusieurs eaux de sources naturelles, et, sur les conseils du Dr Frésénius, de quelques eaux minérales.

En tous cas ces dernières offrent un grand intérêt, car leur composition chimique et physique a été déterminée avec le plus grand soin ; en outre, l'origine de l'eau est connue.

L'examen s'est d'abord porté : 1° sur les sources qui alimentent la conduite d'eau de Wiesbaden ; 2° sur la même eau après qu'elle a été mélangée dans le réservoir ; 3° sur la même eau telle qu'elle est consommée dans la ville.

De plus les eaux minérales suivantes ont été examinées :

4° Source du Serpent (réservoir et buvette); 5° source moyenne de l'Hospice supérieur ; 6° source Marie ; 7° sources Stollen ou de la Fosse ; 8° les Bains romains, à Schlangenbad.

9° Source Pauline; 10° source du Vin; 11° source de l'Acier, à Schwalbach.

12° Source sulfureuse ; 13° source sodée et lithinée, aux bains de Weilbach.

14° Source Guillaume; 15° source sulfureuse; 16° source de la Prairie; 17° source de Sool; 18° source chaude; 19° source du Lait; 20° source de Champagne, à Soden en Taunus.

Je donne ci-après :

1° La description de la méthode qui a été suivie dans l'examen ;

2° Le détail du nombre et la description morphologique des bactéries trouvées;

3° Les conclusions que l'on peut tirer, pour le jugement à porter sur une eau, des chiffres fournis par l'examen bactériologique.

Le présent travail n'a pas la prétention d'être un examen des eaux ci-dessus mentionnées sur lequel il n'y ait plus à revenir au point de vue bactériologique, car pour cela il ne suffit pas de prendre des échantillons une seule fois : mais il a une très grande valeur comme orientation provisoire et comme étude du sujet traité.

I. — DESCRIPTION DE LA MÉTHODE QUI A ÉTÉ SUIVIE DANS L'EXAMEN BACTÉRIOLOGIQUE DES EAUX

A. — *Prise des échantillons.*

Les prescriptions de M. Hueppe ont été généralement suivies pour la prise des échantillons.

Les flacons stérilisés qui ont servi à la prise des échantillons contenaient environ 22 centimètres cubes.

On a empli un de ces flacons à chaque source des eaux de Wiesbaden et de Schlangenbad; on en a. empli deux à chacune des autres sources.

La prise d'eau au fond du réservoir de la Compagnie des eaux de Wiesbaden a été effectuée au moyen de l'appareil construit dans ce but par Frésénius et stérilisé avant d'être employé.

Les prises d'échantillons ont été faites constamment par l'auteur en personne, il les a portées lui-même au laboratoire aussitôt que possible; le Dr Hueppe a eu la bonté de diriger celle de l'eau de Wiesbaden. .

En prélevant les échantillons on a remarqué que lorsqu'il s'agissait d'eaux très riches en gaz, il était nécessaire de prendre des flacons solides. avec des bouchons de verre rodés, de les recouvrir d'une capsule de caoutchouc stérilisée et de lier encore une enveloppe de parchemin par dessus cette capsule, parce qu'autrement l'eau pourrait facilement être projetée hors du flacon par le gaz devenu libre, et il pourrait en résulter des erreurs.

B. — *Examen des échantillons.*

Les échantillons d'eau apportés au laboratoire furent mis en mains sans retard. Comme il n'était pas possible d'expérimenter le jour même de la prise des échantillons, ces derniers furent mis dans une glacière jusqu'au lendemain.

Chaque échantillon fut soumis directement à l'examen microscopique et à l'essai de culture bactériologique.

L'opération spéciale eut lieu ainsi qu'il suit :

Dans l'échantillon bien agité et immédiatement après l'enlèvement de la capsule et du bouchon, on a pris, au moyen d'une pipette stérilisée, un centimètre cube d'eau que l'on a laissé couler dans de la gélatine nourricière à 10 pour 100, préalablement portée à l'ébullition, puis refroidie à 30° — 35° centigrades et qui se trouvait dans un tube à essai. L'eau et la gélatine ont été mélangées par agitation ;

puis le mélange, versé sur une plaque de verre horizontale et refroidie, fut étendu sur cette plaque au moyen d'un fil de platine stérilisé. La plaque de verre, qui avant l'opération était placée sous une cloche de verre, y a été remise aussitôt.

Comme gélatine nourricière, on s'est servi de gélatine additionnée d'extrait de viande, de peptone et de sucre.

L'agencement pour le placement horizontal et le refroidissement des plaques de verre consistait principalement en un épais morceau de verre carré reposant sur une base munie de vis de rappel pour la mise de niveau.

Dans le milieu de la base se trouve un réservoir dans lequel on met l'eau, la glace ou un mélange réfrigérant.

Les plaques de verre sur lesquelles on a fait les cultures étaient ajustées aux dimensions du microscope, environ 14 centimètres de long et 12 centimètres de large.

Une partie des plaques porte des divisions carrées, gravées, d'environ 1 centimètre de côté. En employant ces plaques on s'arrange de manière que les divisions soient en dessous.

On a aussi employé des plaques munies, à 1 centimètre 1/2 environ du bord, d'un rebord en émail un peu élevé. Cette disposition empêche la gélatine liquide de passer par dessus le bord.

Quand le mélange d'eau et de gélatine a été assez pris pour qu'il ne coule plus en inclinant la plaque d'un côté et de l'autre avec précaution, les plaques de verre furent portées dans une chambre humide où on les laissa jusqu'à ce que le développement des colonies de bactéries fût visible.

La coagulation du mélange de gélatine et d'eau se produit en quelques minutes par un temps modérément chaud ; dans les jours chauds de l'été, elle demande beaucoup plus de temps, et est même assez pénible malgré l'emploi de la glace.

Les chambres humides consistent en un fort plateau de verre, d'environ 25 centimètres de diamètre ; une cloche de verre de dimensions convenables s'applique sur le fond de verre; ce fond est garni de papier buvard trempé dans une faible solution de chlorure de mercure (1 : 1000) et on place dessus de petits blocs de verre pour supporter les plaques à culture.

Naturellement toutes les parties des chambres humides doivent être stérilisées.

Dans ces grandes cloches de verre, on peut placer commodément cinq plaques à culture au-dessus les unes des autres; cependant il est bien préférable de n'en mettre qu'une ou deux tout au plus.

Pour les échantillons qui ont été pris en double, on a fait une plaque pour chaque échantillon; on a également pris une pipette particulière pour chaque échantillon.

Les cloches garnies de plaques doivent être exposées constamment à une température d'au moins 15°, afin que les germes puissent se développer. Dans les mois d'été, pendant lesquels ce travail s'est effectué, cela n'a offert aucune difficulté. Par contre, en hiver, il faudrait avoir recours au chauffage artificiel, au moins pendant la nuit.

Pour contrôle, on a préparé et exposé dans les mêmes conditions des plaques recouvertes de gélatine non additionnée d'eau.

En même temps que l'on préparait les plaques servant aux essais de culture bactériologique, de petites quantités d'eau étaient prises pour l'*examen microscopique direct*.

Dans ce but, je fis tomber des mêmes pipettes quelques gouttes d'eau sur des couvre-objets que je soumis à l'évaporation dans l'exsiccateur. Ces petits échantillons d'eau furent employés pour les préparations colorées.

D'autres petites parties d'eau, prises comme les premières à différents endroits de l'échantillon, furent placées directement sur le porte-objet du microscope, recouvertes de couvre-objets et examinées directement.

Pour l'observation microscopique, je me suis servi d'un microscope particulier, à système sec, grossissant jusqu'au delà de 1,000 fois en diamètre, et d'un système d'immersion d'huile homogène de 1/2 pouce anglais de foyer, de Leitz à Wetzlar. Pour contrôler, je me suis souvent servi des instruments du laboratoire provenant de chez Zeiss et Seibert.

Pour l'observation des bactéries à l'état vivant, je me sers de préférence du système sec, avec un grossissement de 600 à 800 fois. Je le préfère aux systèmes d'immersion, parce que dans ces derniers l'objectif et la préparation viennent en contact indirectement par le liquide d'immersion, et rendent l'observation difficile.

Pour déterminer les dimensions, je me suis servi d'un oculaire-micrométrique dont le pouvoir était évalué au moyen d'un objectif-micromètre divisé en centièmes de millimètre.

Dans l'observation des bactéries à l'état vivant, la lumière était atténuée de telle sorte que le champ d'observation paraissait comme une surface un peu sombre. Les bactéries pouvaient alors être aperçues très bien, soit comme corps réguliers interceptant fortement la lumière, soit comme corps très clairs à contours sombres, entourés extérieurement d'une auréole de lumière assez claire; tantôt inanimés, tantôt animés d'un vif mouvement.

Les observations particulières qui ont été faites sont relatées ci-dessous.

Les préparations devant servir à l'observation des bactéries à l'état coloré, après avoir été complètement séchées à l'exsiccateur, ont été passées trois fois lentement au travers d'une flamme et colorées ensuite de diverses manières (Hueppe).

L'observation microscopique des préparations colorées a eu lieu au moyen du système à immersion d'huile éclairé en plein par un condensateur.

On a essayé, au moyen de colorations modifiées d'une façon convenable, de reconnaître les germes endogènes ou arthro-spores à côté des formes végétatives. Cependant on n'a pas obtenu un résultat positif sous ce rapport.

Dans l'observation des préparations sèches, il y a une circonstance qui se fait remarquer par le trouble sérieux qu'elle apporte dans l'opération ; ce sont les éléments inorganiques de l'eau qui restent après l'évaporation. Si ceux-ci ont formé de gros cristaux, il est facile de les reconnaître, et on ne peut pas les confondre avec des micro-organismes ; mais il se forme aussi par le séchage des rayures et de tout petits corps sur lesquels la matière colorante s'attache également, qui par leur confusion et leur petitesse relative ne paraissent pas nettement, de sorte que l'on se trouve dans le doute, si l'on est ou si l'on n'est pas en présence de bactéries.

On a essayé de neutraliser cette influence des éléments inorganiques en soumettant les plaques, après séchage, à l'action successive de divers agents (solutions étendues de carbonates alcalins, pour l'enlèvement de l'acide silicique, acides étendus pour la dissolution des carbonates, sulfates, etc.), cependant sans atteindre le but désiré.

En outre, il faut remarquer que l'on ne s'est servi d'aucune matière colorante contenant elle-même des bactéries.

Il est arrivé que les solutions de matières colorantes aqueuses qui étaient employées autrefois, même sans aucune addition, ont produit des bactéries ou des formations semblables qui pouvaient donner lieu à dès méprises. Le meilleur est de conserver la matière colorante dans une solution alcoolique concentrée, et, au moment de s'en servir, de l'étendre d'eau distillée, exempte de germes, de manière qu'il se trouve une goutte de la solution concentrée dans un centimètre cube d'eau.

On a aussi essayé de compter les bactéries observées directement dans l'eau. Ceci suppose que la quantité d'eau employée est connue d'avance.

Dans les essais faits dans ce sens, on a pris une fois des centimètres cubes d'eau entiers ; l'autre fois seulement les parties d'un centimètre cube qui correspondent à une goutte environ.

Pour faire une préparation d'un centimètre cube d'eau entier, j'ai d'abord soudé avec du baume de Canada, sur un porte-objet, un cercle de verre rodé sur un côté de 15 millimètres de diamètre, et de 12 à 15 de hauteur; la cavité est ensuite stérilisée par l'action d'une solution de sublimé, de l'alcool et de l'éther; ensuite une fois séchée, cette cavité a reçu l'eau à examiner, qui a été évaporée à l'exsiccateur.

L'évaporation une fois terminée, le cercle de verre fut enlevé du porte-objet en chauffant doucement et avec précaution la préparation colorée, puis examinée au microscope. Pour l'observation de la partie d'un centimètre cube correspondant à une goutte environ, on mesurait au moyen d'une burette de Geissler; ou s'il ne s'agissait que d'obtenir un résultat approximatif, on laissait couler une goutte d'une pipette.

Le contenu total de la pipette, en gouttes, a été déterminé par plusieurs essais. On peut admettre comme moyenne qu'une goutte de grosseur modérée mesure 1/25 de cent. cube.

Les préparations de petites quantités d'eau ont été faites de la manière indiquée ci-dessus.

Le diamètre d'une préparation faite au moyen d'une goutte mesurait environ 5 millimètres.

Le nombre des bactéries a été déterminé, ou en comptant la préparation entière, ou, s'il s'agissait d'un nombre considérable, en prenant le nombre de bactéries d'une partie déterminée de la préparation et en calculant pour toute la surface sur la moyenne trouvée pour plusieurs parties semblables.

Pour faciliter les opérations, je me servais de porte-objets pourvus de divisions en carré, où la grandeur du champ de vision était déterminée et en fixant par lui la quantité approximative de bactéries se trouvant dans une préparation entière.

Par exemple si avec le diamètre de champ de vision de 0,22 millimètres on avait vu :

Dans la position de plaque n° 1............. 20 bactéries.
     —   n° 2............. 24   —
     —   n° 3............. 21   —
     —   n° 4............. 26   —
     —   n° 5............. 18   —

donc en moyenne vingt-deux bactéries dans l'objectif, et si le diamètre de la préparation de 1/26 de cent. cube d'eau mesurait 7 millimètres ; en supposant que les bactéries n'étaient pas réparties d'une manière trop irrégulière dans la préparation, la quantité totale de bactéries existant dans la préparation est déterminée par la proportion suivante $(0,22^2)$: $7^2 = 22 : x$, d'où $x = 22272$. Dans un centimètre cube entier, il y avait par conséquent vingt-six fois autant de bactéries.

Comme les erreurs se multiplient énormément, il est évident que cette méthode n'a pas de prétentions à une grande exactitude. En outre, il ressort des chiffres qui viennent d'être donnés sur les dimensions de la préparation et de l'objectif, que dans une eau pauvre en bactéries, il n'y a guère de probabilité d'en voir dans l'objectif. Par exemple, si le nombre de bactéries dans 1 centimètre cube est de 100, la probabilité de la vue de bactéries ne sera que de : $\dfrac{100(0.22^2)}{25.72} = \dfrac{1}{250}$.

Il faudrait, par conséquent, pousser la préparation deux cent cinquante fois pour avoir une bactérie en vue dans l'objectif.

Il résulte de ce qui vient d'être dit que l'examen microscopique direct de l'eau n'a pas, au point de vue bactériologique, de difficultés sérieuses à combattre. Mais, s'il est d'une grande importance de reconnaître par l'examen microscopique direct les bactéries dans la forme qu'elles possèdent dans l'eau, il faut observer, d'un autre côté, que les bactéries que nous sommes à même de voir par le microscope direct sont déjà mortes, et par suite ne peuvent plus exercer aucune influence.

En outre, il arrive souvent que ce n est pas par la

forme seule qu'on peut déterminer la nature propre d'un micro-organisme.

Nous arrivons aux

C. — *Essais de culture bactériologique.*

Les plaques préparées avec le mélange de gélatine et d'eau à examiner étaient généralement propres à être soumises à l'observation au bout de quarante-huit heures; c'est-à-dire que les colonies provenant des germes enfermés dans le milieu nourricier s'étaient développées assez pour permettre les examens relatés ci-dessous :

Le nombre des colonies développées a été d'abord déterminé; cette opération n'a présenté aucune difficulté, parce que dans les eaux examinées le nombre des colonies qui s'étaient développées n'était pas très grand.

Les colonies furent ensuite examinées attentivement à l'œil nu et à la loupe. Une partie des bactéries avaient décomposé la gélatine à l'état liquide, tandis que d'autres ne l'avaient pas fait. Il y avait en outre d'autres différences dans le mode de développement; la couleur et la structure des colonies offraient divers points de comparaison pour distinguer les différentes sortes de bactéries. L'observation des colonies au microscope de cinquante à cent grossissements environ fournit de nouveaux indices qui ont servi pour établir cette distinction. Les groupes de bactéries ainsi obtenus et considérés provisoirement comme étant de même espèce furent examinés rigoureusement au microscope au moyen de préparations colorées. Enfin chaque sorte de bactéries fut prise en culture pure et la plupart en culture dans le verre à réactifs.

Nous donnons ci-dessous les caractères morphologiques des micro-organismes caractéristiques trouvés dans les eaux examinées et que nous avons déterminés comme il vient d'être dit.

La méthode de culture bactériologique sur des plaques de

gélatine et qui a été employée n'est pas exempte de défauts, et comme toute méthode, elle a ses limites.

Les principaux défauts sont :

1° Les bactéries dont le développement ne peut se faire sont :

a. Celles qui sont fortement parasites, qui surtout, ou n'ont pu jusqu'ici être amenées au développement dans la gélatine nourricière, ou ne peuvent du moins s'obtenir qu'au delà des limites de température dans lesquelles la gélatine reste ferme.

b. Celles qui demandent un temps plus long pour se développer, parce qu'elles sont absorbées par les bactéries qui croissent rapidement;

c. Les bactéries anaérobiotiques, qui ne se développent sur des plaques que par l'emploi de certaines mesures de précaution;

d. Celles qui peut-être ne croissent pas du tout dans la gélatine choisie.

Mais ces quatre catégories de bactéries ne forment qu'une petite partie de l'ensemble des bactéries et la plupart du temps les examens d'eau ne les révèlent pas. Ainsi par exemple on ne peut pas, du moins il est très probable qu'on ne pourrait pas, obtenir dans ces conditions des espèces déjà connues de bacilles de la tuberculose ou de la morve, les bactéries de l'œdème malin et de la fermentation butyrique.

En opérant comme il a été dit, le plus grand nombre des bactéries connues jusqu'ici (entièrement ou superficiellement) se développent dans la gélatine. Les bacilles du choléra et du typhus particulièrement, s'il y en a, échapperont difficilement à l'observation.

(Ces indications m'ont été données verbalement par M. le Dr Hueppe.)

2° Dans les plaques de gélatine, il y a des bactéries qui croissent et qui ne proviennent pas de l'eau à examiner; elles proviennent de la gélatine, de l'air, des appareils, etc.

On peut obvier à cet inconvénient en préparant des plaques de contrôle, sans addition d'eau, et en tenant compte des micro-organismes qui s'y développent.

Du reste le défaut signalé ici a très peu d'importance. J'ai constaté dans des essais de contrôle exécutés fréquemment de une à cinq colonies provenant des causes qui viennent d'être indiquées, en opérant dans les mêmes conditions que pour les examens d'eau.

3° Lorsque l'on verse le mélange d'eau et de gélatine, il reste du mélange dans le tube à essais ; par conséquent, les bactéries qui se trouvent dans ce reste échappent à l'observation. Cet inconvénient peut être assez grave si l'on n'opère pas avec le plus grand soin. Il peut être plus ou moins grave selon que l'eau est plus ou moins riche en bactéries ; il peut même ne pas avoir d'influence. Pour éviter tout à fait cet inconvénient, voici ce que je proposerai : d'abord répandre en forme de couronne la gélatine liquide sur la plaque au moyen de la pipette, mettre ensuite l'eau à examiner au milieu de la couronne, puis faire le mélange d'eau et de gélatine sur la plaque, au moyen d'un fil de platine.

Ce procédé n'a pas encore été éprouvé dans la pratique. On devrait recommander, dans ce cas, des plaques de verre à rebords, ou de petites assiettes.

4° Lorsque le nombre des bactéries est très grand dans une eau à examiner, les plaques de gélatine se couvrent de tant de colonies qu'on ne peut en déterminer le nombre que d'une façon approximative. Dans des cas semblables, on a proposé d'étendre l'eau à examiner avec de l'eau distillée exempte de germes et de soumettre 1 cent. cube du mélange à l'essai de culture. On calcule ensuite le nombre de bactéries sur la proportion de l'eau à examiner qui rentre dans 1 cent. cube du mélange.

Il est évident que ce procédé peut produire de grandes erreurs, car on peut douter que les bactéries soient assez régulièrement réparties dans le mélange pour que des parties de ce mélange puissent servir à établir une moyenne exacte.

Les fautes commises se multiplient en proportion de la dilution ; plus cette dernière est grande, plus les fautes sont grandes.

Si l'on voulait écarter les erreurs, il faudrait faire autant d'essais que l'eau primitive a été étendue de fois. Par exemple pour une dilution de :

$$
\begin{array}{lll}
1 : 25\dots\dots\dots\dots & 25 & \text{essais.} \\
1 : 50\dots\dots\dots\dots & 50 & — \\
1 : 100\dots\dots\dots\dots & 100 & —
\end{array}
$$

Pour le moins, le nombre des essais particuliers ne devrait pas être inférieur à un minimum établi par le calcul de la probabilité. Mais, dans la pratique, il est évidemment impossible d'employer ce procédé.

On opérerait avec plus d'exactitude en n'employant dans plusieurs essais de culture que de petites parties de 1 c. c. de l'eau non diluée semblables entre elles ; le nombre de germes développés n'est calculé qu'approximativement sur 1 c. c. entier et on met en regard le total trouvé directement.

Par exemple on dit :

Dans l'essai a, 1/n c. c. d'eau a donné A bactéries. 1 c. c. contient par conséquent environ $nA = P$ bactéries.

Dans l'essai b, 1/m c. c. d'eau a donné B bactéries ; par conséquent 1 c. c. contient environ $mB = Q$ bactéries, et ainsi de suite.

5° Un autre inconvénient de la méthode décrite ci-dessus peut être produit par les bactéries qui liquéfient rapidement la gélatine. Il y a particulièrement certaines espèces qui, par une température favorable, au bout de douze heures seulement, ont décomposé la gélatine et l'ont rendue liquide dans un cercle de 3 centimètres et plus. 18 colonies de cette espèce peuvent, par conséquent, liquéfier toute une plaque, ou assez pour empêcher que l'on s'en serve. Lorsqu'on rencontre une plaque dans un état de liquéfaction complet, on commet, dans certaines circonstances, une grande erreur

en concluant qu'il y avait beaucoup de bactéries dans l'eau
à examiner. En recommençant l'essai et en faisant l'observation à temps, nous pourrons constater cette erreur, mais
avant de l'avoir commise.

Il arrive souvent que les bactéries qui liquéfient rapidement la gélatine sont la cause d'un autre inconvénient ; elles
envahissent de leurs colonies les colonies des autres bactéries.

6° On se plaît à comparer le nombre des colonies développées sur les plaques à culture au chiffre des bactéries
contenues dans l'eau à examiner. Cette manière de voir a
besoin de quelques modifications. Par la séparation, les
bactéries à l'état végétatif se multiplient constamment sous
l'influence de certaines conditions extérieures, de sorte que
proportionnellement les bactéries isolées ne sont pas en trop
grand nombre.

Dans les états de division plus ou moins avancés, on
trouve constamment des micrococcus et des bacilles, on y
trouve aussi des bactéries en filaments. Souvent on rencontre de petites agglomérations, de petites pelotes, des
zooglées, des sarcines, des meristes et des chaînes de bactéries ; on voit souvent des fils qui dans toute leur longueur
possèdent de nombreuses formes stables.

Les membres particuliers de ces formations sont souvent
en union si intime que ce n'est pas d'eux, mais de petits
groupes que peuvent provenir les colonies séparées.

Par conséquent, il n'y a pas à déterminer de combien de
bactéries provient une colonie ; c'est pour cela que l'asser-
tion qu'une eau contient tant et tant de bactéries est au
moins inexacte.

Ici aussi, on devrait énoncer ainsi qu'il suit les chiffres
trouvés :

Un cent. cube d'eau a produit :

    Dans l'essai *a*.......... A colonies de bactéries
        »   *b*.......... B.   »   »

et ainsi de suite, et cela serait plus exact.

J'ai obtenu la preuve qu'une seule colonie pouvait provenir d'un grand nombre de bactéries, en touchant une
colonie de bactéries avec une fine aiguille de platine et en
piquant ensuite légèrement et avec soin cette aiguille dans
la gélatine nourricière : bien que d'innombrables bactéries
adhérassent à l'aiguille, on ne voit se former qu'une nouvelle colonie.

Cet inconvénient n'est pas évité entièrement par le
mélange et la dilution, mais comme il est fondé sur le développement et la morphologie générale, il est commun à
toutes les méthodes de séparation, qu'elles se servent d'un
milieu ferme ou de liquides.

7° La question de l'eau que l'on prélève pour l'examen
bactériologique est extrêmement minime en comparaison
de la quantité d'eau que renferment les sources naturelles.

Comme les bactéries ne sont jamais bien également
réparties dans les sources, il s'ensuit que par les résultats
qu'on obtient avec un seul échantillon, on ne peut pas juger
du caractère bactériologique entier des sources, tant qu'on
n'a pas obtenu des résultats constants, par la répétition de
nombreux essais.

La méthode employée pour faire l'examen bactériologique
de l'eau n'est donc pas exempte de défauts, mais elle n'en
a pas plus que les autres méthodes qui ont été proposées,
et avec lesquelles elle a de commun quelques-uns des
défauts qui viennent d'être mentionnés.

La méthode est simple et pratique au plus haut point,
même dans l'opération la plus subtile.

Elle possède en outre les avantages suivants :

La possibilité d'observer directement le développement
des colonies de bactéries et l'apparition des indices qui les
caractérisent sur les plaques à culture.

Cette méthode évite le mécanisme extrêmement compliqué
des autres méthodes, et limite les erreurs à celles qui peuvent provenir de l'introduction du germe dans le sol nourricier.

Les limites de la méthode ont déjà été exposées aux n°ˢ 1 et 2.

Relativement à ce dernier point, on doit faire remarquer que l'énoncé exact du chiffre d'une immense quantité de bactéries manque tout autant d'intérêt que la fixation du nombre de feuilles dans une forêt, et n'a aucune valeur particulière au point de vue scientifique ou hygiénique. Dans les cas de ce genre, il suffit de savoir que ce nombre est très grand.

II. — DÉTAIL DU NOMBRE ET DESCRIPTION MORPHOLOGIQUE DES BACTÉRIES.

A. — *Eau des conduites municipales de Wiesbaden.*

L'eau qui alimente la conduite principale de la ville est de l'eau de source de montagne. Elle est prise constamment dans des sources creusées dans le Taunus, et conduite dans le réservoir par une conduite en briques à l'abri des influences atmosphériques. Des réservoirs, l'eau est distribuée aux consommateurs par des tuyaux en fer. Une partie de l'eau est tirée du canal de Münzberg, qui a plus de 1,500 mètres de longueur et est creusé dans la roche du Taunus.

L'eau est très pauvre en matières inorganiques et organiques libres. Un litre contient en moyenne $0^{gr},15$ de matières inorganiques fixes. La quantité de permanganate de potasse employé pour détruire les matières organiques libres contenues dans un litre d'eau est en moyenne de 2 à 6 milligrammes. Il n'y a pas de sels ammoniacaux ni de nitrites. Le contenu en acide nitrique est en moyenne de 0,001 à 0,004 grammes dans un litre.

Il n'y a pas de potasse ni d'acide phosphorique, ou du moins il n'y en a que des quantités extrêmement minimes.

L'eau tient en solution un peu d'acide carbonique libre et la quantité normale d'air atmosphérique.

La température des différentes sources est de 7°1/2 à 12°C.

La prise des échantillons a eu lieu, comme il a été dit plus haut, les 22 et 30 mai, sous la direction du Dr Hueppe.

Je donne ci-dessous le détail des résultats obtenus avec les échantillons.

1. — Nombre de colonies de bactéries développées dans un centimètre cube d'eau.

ORIGINE DE L'EAU.	TEMPÉRATURE en degrés centigrades		COLONIES dans 1 centim. cube.
	DE L'EAU.	DE L'AIR.	
Source n° 8 dans le Gehrn supérieur.	7°5	11°5	Une.
Source n° 9, canal Zauber..........	7.7	10.5	Trois.
Source du Maushecke supérieur....	8.0	9.7	Quatre.
Eau de Pfaffenborn.	8.5	11.5	Deux.
Eau de l'Adamsthal...............	10.2	13.5	Une.
Source du canal de Münzberg, à 1000 mètres de l'embouchure....	12.5	15.0	Trois.
Source du Münzberg, à 1200 mètres de l'embouchure...............	11.0	15.0	Pas de colonie.
Eau du Vieux-Weyer.	10.0	13.5	Quatre.
Entrée des sources dans la chambre de mélange.	9.0	19.0	Une.
De la surface de l'eau dans le deuxième réservoir.................	9 à 10°	19.0	Cinq.
Au fond du deuxième réservoir....	?	19.0	Quinze.

Les échantillons ci-dessus représentent l'eau telle qu'elle arrive dans les réservoirs.

Pour voir la composition de l'eau telle qu'elle est consommée, plusieurs des élèves du laboratoire ont eu l'obligeance d'en prendre des échantillons chez eux, le 29 mai, et de nous les apporter.

L'examen de ces échantillons a donné les résultats suivants :

Origine de l'eau.	Température en degrés centigr.	Colonies dans 1 cent. cub.
Parkstrasse, n° 16................	11.9	66
Idsteinerweg, n° 4................	11.4	23
Röderstrasse, n° 29..............	19.6	13
Philippsberg, n° 6	12.5	23
Kappellenstrasse, n° 24....	13.0	36
Frankfurterstrasse, n° 4..........	4.0	56

2. — Description morphologique spéciale des bactéries observées dans les échantillons d'eau.

Voici la description des bactéries trouvées dans la conduite de la ville. La constatation morphologique s'est d'abord bornée à la détermination des indices les plus importants. Les suivants furent considérés comme tels :

a. Rapport de la croissance sur la plaque de gélatine, et dans la culture de gélatine pure ;

b. Formes et dimensions des cellules isolées, leur division, leur proportion dans l'état d'union le plus simple ;

c. Rapports des mouvements propres aux bactéries.

On n'a pas encore pu parvenir à produire les formes importantes pour la systématique de l'état stable. Cependant on aura la description de formes qui paraissent représenter l'état stable, et qui ont beaucoup de ressemblance avec celles qui ont été produites jusqu'ici, mais qui cependant ne montrent pas une parfaite concordance. Comme, pour ce motif, il n'existe pas encore de dénomination scientifique pour les bactéries qui ont été observées, elles seront provisoirement désignées selon leurs formes dominantes par les lettres A, B, C, etc.

Il y a aussi des espèces où les formes de petits bâtons dominent, et qui ont été présentées comme *bacilles*, quoiqu'on n'y ait pas encore décelé la présence de spores endogènes.

a. *Micrococcus A.* — Ce micrococcus paraît sur la plaque de gélatine en colonies représentant une liquéfaction en forme de cercle et qui s'étend à plat. Ces colonies atteignent un diamètre de 1 centimètre. Elles possèdent un intérieur blanc jaunâtre granulé, et sont entourées par un étroit bord extérieur blanc.

Par un faible grossissement on voit, au centre, de petits nuages floconneux d'un brun clair.

La figure 1 (n°ˢ 1 à 5) représente la forme et les phases de développement de ces micrococcus.

1. Cellule isolée, de forme sphérique pure, et d'intérieur homogène. Diamètre, environ 0,4 μ.

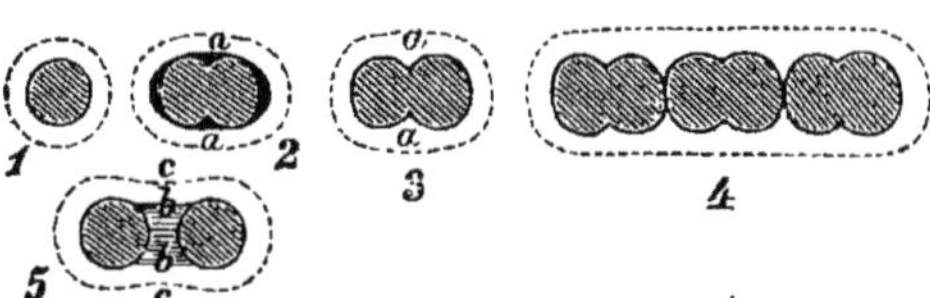

Fig. 1.

2. La cellule s'étend en ellipse, les extrémités paraissent d'une couleur plus foncée ; il y a en *a* une différenciation remarquable. Longueur 1,2 μ, épaisseur 0,5 μ.

3. La cellule semble s'être un peu retrécie, aux points *a*.

4. Chaînes composées de trois à cinq membres de la forme n° 3.

5. Deux cellules sphériques réunies par la couche gélatineuse *b*. L'auréole de lumière extérieure est rentrée en *c*.

Dans les formes de 1 à 4, il n'y a pas de mouvement propre. Dans la forme 5, on remarque un mouvement de balancier.

Dans la culture de gélatine pure les micrococcus produisent rapidement la liquéfaction et la formation d'un dépôt blanc jaunâtre.

Ces micrococcus ont été observés non seulement dans les eaux de la conduite de Wiesbaden, mais aussi dans les eaux minérales examinées, et dans beaucoup d'eaux de puits.

b. *Micrococcus B.* — Ces micrococcus forment sur la plaque de gélatine des colonies importantes, en forme de cercle, blanc jaunâtre et non liquides, et qui par un faible grossissement paraissent d'une couleur variant du brun clair au noirâtre, et ont un intérieur finement crevassé.

La figure 2 représente les résultats de l'examen microscopique de ces bactéries.

1. Cellules sphériques de 0,5 μ de diamètre.

2*a* et 2*b*. Dédoublement de ces cellules.

3*a*. La cellule semble s'étendre en ovale.

3*b*. La cellule paraît encore plus étendue, il n'y a pas de différenciation apparente, de sorte qu'elle paraît comme un petit bâton.

3*c*. La cellule est encore plus étendue dans l'intérieur, il y a une différenciation sensible. 3*d*, 3*e*. Chaînes de coccus provenant de 3*c*. En 3*e*, les cellules ne sont pas à côté les unes des autres en ligne droite, mais elles ondulent en avant et

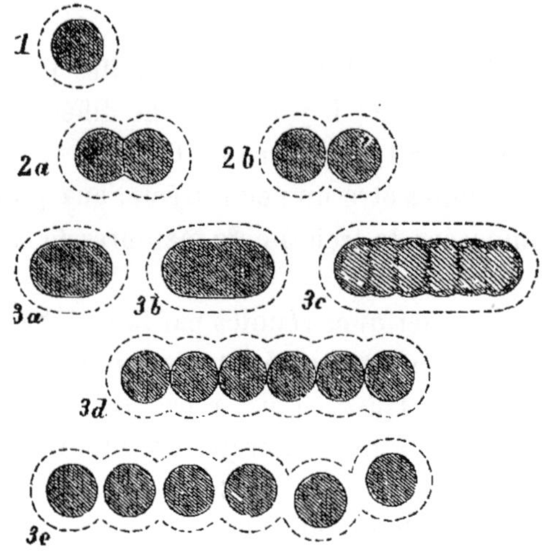

Fig. 2.

en arrière. Les formes 2*b* et 3*e* se décomposent ensuite en coccus isolés.

Les formes 2*a*, 2*b* et 3*a*, placées les unes près des autres, forment des figures qui ont de la ressemblance avec les sarcines.

Pendant le développement de ces micrococcus, il se produit des formes de bâtonnets qui, examinées, ne peuvent être distinguées par leur figure des véritables bacilles.

On n'a pas pu voir de mouvement propre.

Par la culture dans le verre à réactifs, ces micrococcus ne croissent d'abord qu'un peu à la surface. Au bout de quelque temps, la liquéfaction de la gélatine a lieu. Cette dernière prend une couleur brun foncé, il se forme à la surface une petite quantité brun sépia et au fond un dépôt jaune clair.

Ces micrococcus sont nombreux dans l'eau de puits et ont été aussi trouvés dans les eaux minérales examinées.

c. *Micrococcus C*. — Ces micrococcus, qui se trouvent également très souvent dans l'eau, forment sur la plaque de gélatine des colonies rondes en forme de coupe et d'un blanc pur.

Par un faible grossissement ces colonies paraissent comme de petites surfaces d'un brun clair, granulées, avec un bord extérieur plus sombre, et dans les parties plus claires la disposition de l'intérieur en forme de petit bouclier est visible.

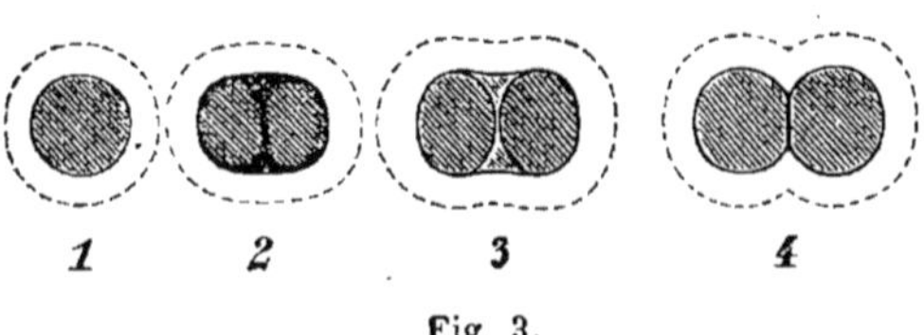

1   2   3   4

Fig. 3.

La figure 2 représente la forme microscopique de ces bactéries.

Il résulte de ces figures que le mode de multiplication de ces coccus est le dédoublement des cellules isolées.

On n'a pas pu constater un mouvement propre à ces micrococcus.

Dans la culture pure, les lignes d'inoculation se développent rapidement à la surface de la gélatine, elles ne prennent qu'une faible extension. La culture a un aspect blanc jaunâtre.

Ces micrococcus ne produisent la moindre liquéfaction ni dans la culture pure ni sur la plaque.

d. *Bacille* (?) *A*. — Ces petits bâtons qui sont nombreux dans l'eau paraissent sur la plaque de gélatine en colonies blanches, liquides, avec un bord étroit en forme d'entonnoir.

Par un faible grossissement on voit les colonies comme de petites surfaces brun clair, nuageuses et sans indices particuliers. Les petits bâtons ont environ 0,4 μ d'épaisseur et 0,7 μ de long, et se multiplient par dédoublement dans le sens de la longueur. A l'état vivant, ils montrent un mouvement oscillant et tourbillonnant.

Dans la culture de gélatine pure, la liquéfaction se produit rapidement, la culture présente finalement un liquide brun clair, presque limpide.

e. *Bactérie en filaments A.* — A été observée dans l'eau du Münzbergstollen (eau de source).

La figure 4 montre les formes de cette bactérie.

1. Ce sont des filaments soudés les uns aux autres et formant des entrelacements (*b*), des torsions en forme spirale (*c*) et des lignes hélicoïdales. Colorés, les filaments paraissent modérément ; seulement, en différentes places (*a*), ils sont un peu plus clairs.

2. Fragments de fils composés de petits bâtons se touchant de très près.

3. Ne sont encore que de courts fragments de fils.

4. Petits bâtons plus longs.

5. Petits bâtons se tenant par deux.

6. Plus longs fils n'absorbant que peu la matière colorante et ayant à leurs extrémités des cellules sphériques d'une couleur intense.

7. Sont encore plus clairs.

8. Fils presque tout à fait clairs avec les extrémités d'une couleur intense.

9 et 11. Sont des fils semblables, mais leurs milieux sont également d'une couleur intense.

10. Montre un fragment de fil avec des développements semblables à de courts bâtonnets.

Les phases de développement de 1 à 3 se montrent dans les cultures fraîches, de 4 à 11, principalement dans les cultures anciennes.

On n'a pas pu observer de mouvement propre à cette
bactérie filamenteuse.

Sur la plaque de gélatine, ces bactéries se développent en

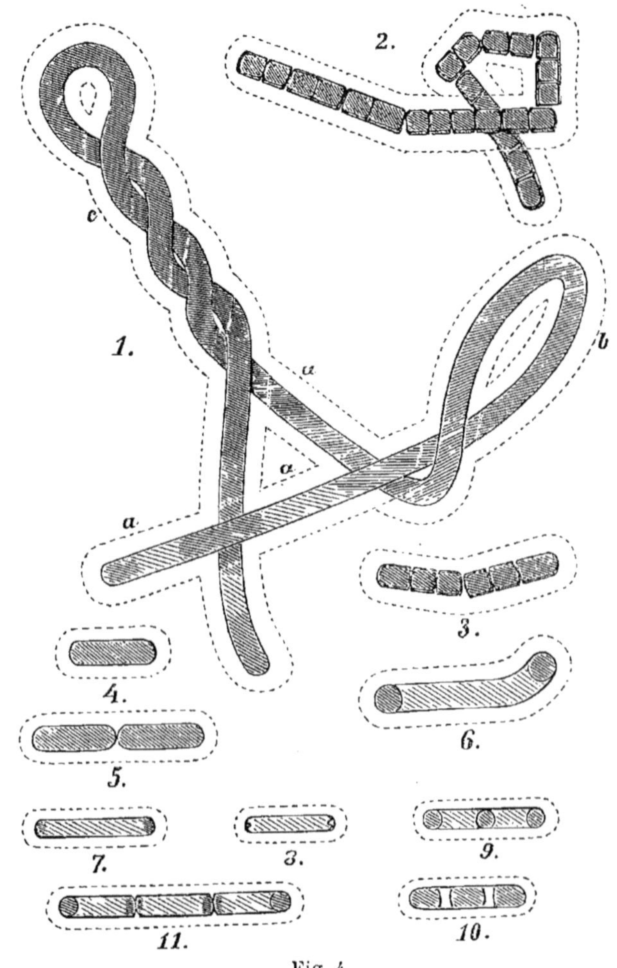

Fig. 4.

colonies qui ne font pas tout à fait le cercle ; elles ont un
bord étroit, en forme d'entonnoir, enfoncé.

Par un faible grossissement, les colonies paraissent
comme de petites surfaces nuageuses, faisant ressortir les

inégalités par les ombres. Sur les bords, on voit des croissances en forme de branches.

f. *Bacille* (?) *B.* — Dans les échantillons d'eau qui ont été pris au fond du réservoir, au moyen de l'appareil à plonger de Frésénius, il s'est trouvé un bacille qui est surtout remarquable par son mode de développement dans la gélatine. Sur la plaque de gélatine ce bacille se développe en colonies qui ont une couleur d'un blanc jaunâtre et se composent de branchages qui partent d'un point et s'étendent dans différentes directions (fig. 5). Ce qu'il y a encore de particulier dans ce développement, c'est qu'au lieu de

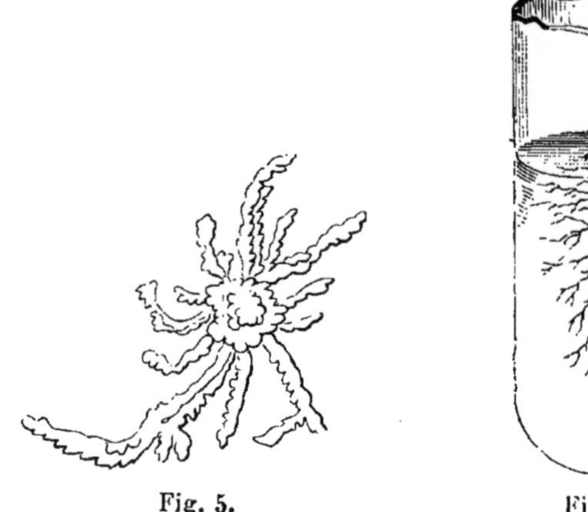

Fig. 5.

Fig. 6.

tendre, comme la plupart des autres bactéries, vers la surface de la gélatine, celles-ci s'étendent au fond de la gélatine.

Par un faible grossissement, on constate encore qu'il croît, en outre, sur les bords de la colonie des fils formant des entrelacements de diverses façons et des branchages.

Le développement dans la culture de gélatine pure est également remarquable et caractéristique. Si l'on fait une seule piqûre assez profonde dans le milieu de la gélatine, environ vingt-quatre heures après, il se produit sur les côtés de la piqûre une foule de petits rameaux qui en proviennent, de sorte que toute la culture a l'air d'un petit arbrisseau (fig. 6).

Par un plus grand développement, les rameaux disparaissent et la liquéfaction de la gélatine se produit lentement avec un dépôt blanc jaunâtre.

Le bacille forme des sortes de fils droits et courbes qui se composent de petits bâtons alignés au bout les uns des autres dans le sens de la longueur. Ces petits bâtons sont bien séparés et paraissent, à l'état coloré, partie tout à fait homogènes, partie colorés aux extrémités avec intensité.

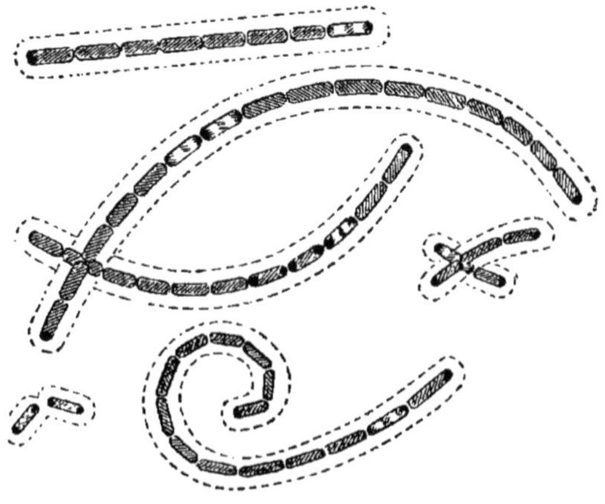

Fig. 7.

L'épaisseur des bâtonnets est d'environ 1,2 μ, et leur longueur de 3,6 μ (fig. 7 a).

On n'a observé de mouvement propre que dans les fragments et dans les bâtonnets isolés.

3. Description morphologique spéciale des bactéries trouvées dans les échantillons d'eau prélevés plus tard dans la conduite d'eau de la ville.

Au commencement de juillet, la direction du service des eaux chargea le laboratoire de faire l'examen bactériologique de l'eau de la conduite.

Comme j'ai également collaboré à cet examen et qu'il se produisit plusieurs formes de bactéries intéressantes, je les décris ici avec l'autorisation du professeur Frésénius.

a. *Micrococcus* D. — Les colonies de ce micrococcus sont d'un blanc jaunâtre sur la plaque de gélatine, elles s'étendent à plat sur cette dernière et ne la liquéfient pas.

Par un faible grossissement, ces colonies paraissent comme de petites surfaces brun jaune, entourées d'un bord crevassé et peu foncé. Les micrococcus eux-mêmes mesurent environ 1,0 μ de diamètre, et montrent des phases de développement comme le micrococcus C.

Dans la culture de gélatine pure, ils croissent dans la piqûre et à la surface de la gélatine; mais ils ne la liquéfient pas (fig. 8).

Ces micrococcus ont été observés dans l'eau de Münzbergstollen.

b. *Bacille* (?) C. — Les formes de ce bacille sont représentées par la figure 9.

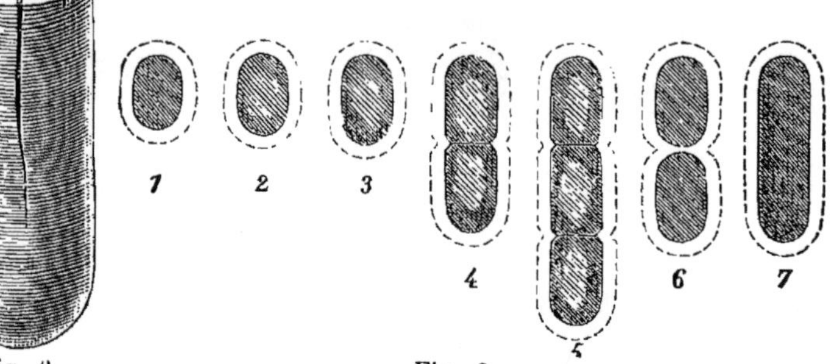

Fig. 8.   Fig. 9.

1. Sont des cellules ellipsoïdes, de 0,4 μ d'épaisseur, 0,7 μ de long, à contenu homogène.

2. Les cellules paraissent un peu plus étendues dans le sens de la longueur.

A l'état coloré, les extrémités paraissent plus sombres.

3. Les cellules paraissent encore plus étendues en longueur.

4 et 5. Juxtaposition de deux et trois membres de la forme 3.

6. Division de deux cellules jumelles.

7. Plus longues formes de bâtonnets à intérieur homogène.

Dans une goutte pendante, on voit les bâtonnets tourner de droite et de gauche, changer de place, et souvent tourbillonner. Les grandes formes oscillent de côté et d'autre.

Sur la plaque, ces bactéries croissent en colonies qui s'étendent sur la gélatine, qu'elles ne liquéfient pas. Avec un léger grossissement, on voit les colonies sous forme de petites surfaces, à intérieur brun clair, et entourage nuageux, plus clair.

Dans la culture de gélatine pure, les bacilles croissent

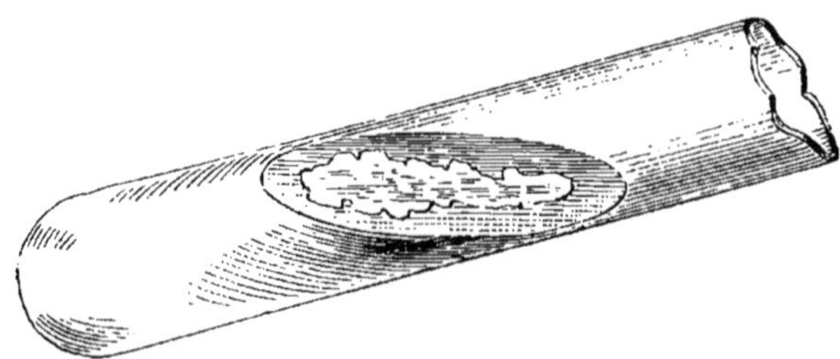

Fig. 10.

comme le micrococcus D. Dans l'agar-agar, elles s'étendent sur les côtés de la piqûre (fig. 10).

Sur les pommes de terre, elles forment une traînée brunâtre, et se distinguent par là des bacilles et du typhus, avec lesquels elles ont autrement de la ressemblance. Ces bacilles ont été observés dans l'eau du canal de Münzberg.

c. *Bacille* (?) D. — Ces bâtonnets courts montrent les formes suivantes :

1. Cellules allongées, à intérieur homogène, 0,5 μ d'épaisseur, 0,8 μ de longueur (fig. 11).

2. Cellules semblables, seulement un peu épaissies et tirées dans le sens de la longueur; épaisseur 0,6 μ, longueur 1 — 1,2 μ. A l'état coloré, l'intérieur ne paraît pas homogène, mais le milieu est plus clair et les extrémités sont d'une couleur plus intense (fig. 12).

3. Les cellules paraissent encore plus tirées dans le sens

de la longueur; l'intérieur, à l'état coloré, fait reconnaître deux μ. places plus claires. Longueur 1,5 à 1,8 (fig. 13).

4 Il s'est produit une division dans deux cellules jumelles

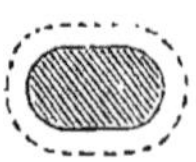  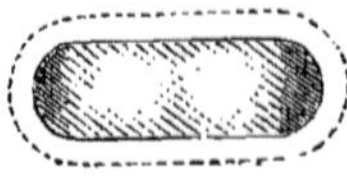 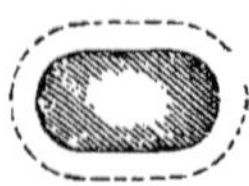

Fig. 11.   Fig. 12.   Fig. 13.

qui sont encore plus ou moins intimement attachées ensemble; l'intérieur paraît homogène (fig. 14).

Dans la goutte pendante soumise à l'observation, les formes 1 et 2 se montrent animées de rapides mouvements

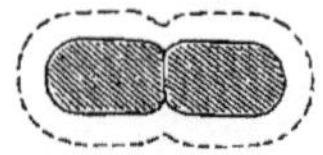 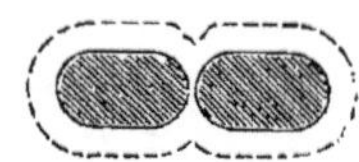

Fig. 14.

giratoires dans tous les sens; par contre, les formes 3 et 4 tournent en serpentant et en se tordant comme des vers.

Les bâtonnets courts qui viennent d'être décrits forment sur la plaque de gélatine des colonies qui sont d'abord blanc jaunâtre, puis deviennent verdâtres et fluorescentes et se répandent également sur la gélatine.

Au moyen d'un faible grossissement, on voit les colonies sous formes de petites surfaces brun clair et nuageuses, avec un entourage plus clair, découpé et qui s'étend.

Dans la culture de la gélatine pure, les bâtonnets courts croissent d'abord dans la piqûre et à la surface, puis la liquéfaction de la gélatine se produit. La culture entière prend une coloration vert jaunâtre fluorescente. Ces bacilles ont été également observés dans l'eau du canal de Münzberg.

d. *Bacille* (?) E. — Bâtonnet court ayant des phases de développement d'une très grande ressemblance avec celles du bacille C; il montre également à l'état vivant un mouvement oscillant et glissant.

Sur la plaque de gélatine les colonies sont blanc jaunâtre et s'étendent à plat sur la gélatine, formant de petites surfaces circulaires avec petites excroissances.

Au moyen d'un faible grossissement, les colonies paraissent avec un intérieur brun clair et un entourage ombré et finement ramifié.

Ce bâtonnet est particulièrement remarquable par son développement dans la culture pure de gélatine. Les piqûres croissent d'abord, il se produit ensuite à la surface un élargissement en forme de tête d'épingle. Par la liquéfaction de la gélatine, il se produit une précipitation de la culture. Dans cette circonstance, la partie liquide se colore en jaune citron intense.

La coloration jaune citron se produit aussi rapidement dans l'agar-agar. Dans ce dernier milieu, le bâtonnet se développe en s'étendant sur les côtés des piqûres.

Ces bâtonnets courts ont été également observés dans l'eau du canal de Münzberg.

e. *Bacille* (?) F. — Bâtonnets de 1 à 1,5 μ de longueur, et

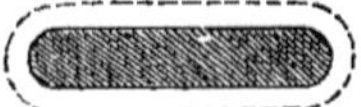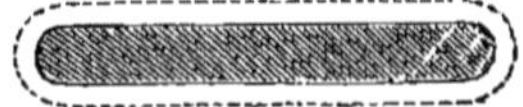

Fig. 15.

seulement de 0,15 μ d'épaisseur. On n'a pas pu constater de différenciation (fig. 15).

A l'état vivant, ces bacilles montrent un vif mouvement d'avance et de recul.

Les colonies de ces bacilles sont, sur la plaque de gélatine, d'un blanc jaunâtre; elles ne liquéfient pas la culture pure de gélatine sur laquelle elles s'étendent à plat. Par un faible grossissement, on reconnaît les colonies comme de petites surfaces brun clair, à contours nuageux. Dans la culture de gélatine pure, il ne se produit pas tout d'abord de liquéfaction, la culture s'étend à la surface ; ensuite, lorsque la gélatine se liquéfie et qu'il se forme un dépôt blanc, elle commence à s'enfoncer.

Ces bactéries ont été trouvées dans l'eau de l'Alter-Weyer.

f. *Bacille* G. — Bâtonnets courts dont les phases de développement sont les mêmes que celles décrites en détail pour le bacille D.

Cependant, leurs dimensions sont bien plus grandes que celles du bacille D, leur épaisseur étant de 0,9 μ environ ; leur longueur, environ 1,5 μ; les autres dimensions à proportion.

Dans la goutte pendante, ces bactéries montrent également les mêmes caractères que le bacille D. Sur la plaque de gélatine, les colonies de ces bâtonnets courts varient, comme couleur, du blanc au brun clair; elles s'étendent à plat sur la gélatine qu'elles ne liquéfient pas.

Par un léger grossissement, les colonies paraissent comme de petites surfaces, au centre brun, nuageux, et avec un entourage plus clair et rayonnant.

Dans la culture de gélatine pure, le bacille croît d'abord à la surface, ensuite il tombe dans la gélatine, et la liquéfaction a lieu.

A été trouvé dans l'eau du réservoir commun.

B. — *Eau minérale de Schlangenbad.*

L'eau des sources chaudes de Schlangenbad a été analysée complètement au point de vue chimique, par le Dr Frésénius, en 1852 et en 1877-78 (1).

En 1852, on a examiné la source inférieure du Moyen-Curhaus, en 1877-78, la source du Fossé (Marienquelle).

Les principaux caractères chimiques empruntés aux

(1) Les résultats des analyses sont publiés dans les ouvrages suivants : *Examen chimique des principales eaux minérales du duché de Nassau,* 3e partie : *Les sources de Schlangenbad.* Wiesbaden, 1851; C.-W. Kreidel, éditeur; — et dans les *Annuaires de la Société des sciences naturelles du duché de Nassau,* 21e et 22e années, p. 49.

traités et qui entrent en considération sont les suivants :

L'eau minérale des sources chaudes de Schlangenbad est relativement pauvre en éléments dissous.

Elle contient entre autres :

	Source inférieure du Moyen-Curhaus.	Source de la Fosse (Marienquelle).
Potasse............	0.010 par mèt. cube.	0.013 par mèt. cube.
Acide phosphorique..	0.0003 —	0.000067 —
— nitrique.......	»	Traces très faibles.
— nitreux........	»	»
Ammoniaque.	»	»
Matières organiques .	»	»
Gaz dissous.........	Petite quantité d'acide carbonique libre.	Petite quantité d'acide carbonique libre.

Les résultats que j'ai obtenus avec les échantillons d'eau pris à Schlangenbad, le 5 juin, sont les suivants :

1. Nombre de colonies de bactéries dont le développement a été produit par 1 centimètre cube d'eau.

Origine de l'eau.	Température de l'eau : de 25 à 27° centigr. Température de l'air :	Colonies provenant de 1 cent. cub.
Sources et réservoirs de la source inférieure de l'Ober-Curhaus....	?	2
Buvette de l'Ober-Curhaus et Schlangenquelle................	28°4	51
Source moyenne de l'Ober-Curhaus.	29.0	5
Schlachtquelle.........	31.0	1200
Marienquelle....................	30.4	Le nombre n'a pu être constaté, mais il était très grand.
Bains Romains................	30.0	Aucune.
		5*.

2. Description morphologique particulière des bactéries trouvées dans les échantillons.

En général, on a trouvé dans l'eau de Schlangenbad les mêmes bactéries que celles qui, pour les eaux de Wiesbaden, sont décrites sous le n° 2 *a* jusque *d*.

Comme forme particulière, on n'a remarqué que la suivante :

Micrococcus E. — Ces micrococcus montrent :

1. Des cellules sphériques de 0,5 μ de diamètre.

2. Phases de dédoublement des cellules.

3. Sortes de bâtonnets qui se suivent en courts filaments.

Dans les bâtonnets on reconnaît des parties articulées par une observation plus minutieuse. Plusieurs de ces bâtonnets se réunissent et forment ensuite des figures filamenteuses. Les extrémités extérieures des fils paraissent arrondies ; les extrémités des bâtonnets à l'intérieur des fils sont aplaties. L'observation d'une goutte pendante montre que ces fils forment des masses dépendantes. Tout le fragment de fil laisse voir un mouvement en avant, comme celui d'un ver. A côté des fragments de fils, on voit souvent des formes sphériques se ranger en séries parallèlement aux fils

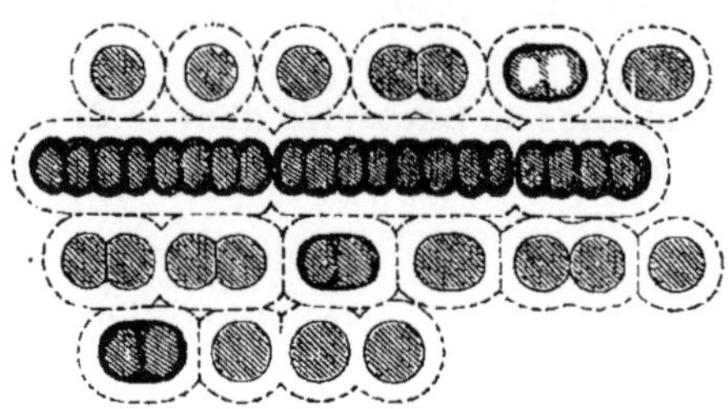

Fig. 16.

de sorte qu'on aperçoit souvent l'image ci-contre (fig. 16).

Les fragments de fils apparents ne sont pas toujours droits, mais souvent aussi ils sont cintrés. Dans ce cas l'articulation est particulièrement bien visible.

Les colonies dans lesquelles ces micrococcus croissent sur la plaque de gélatine sont blanc jaune et s'enfoncent bientôt dans la gélatine. Autour de l'intérieur clair, on voit un entourage liquide un peu plus foncé, bordé d'une légère bande blanchâtre.

Par un léger grossissement, l'intérieur brun clair, nuageux, finement ponctué; l'entourage l'est également; la bande extérieure est finement radiée.

Dans la culture de gélatine pure, le coccus croît d'abord

la surface, ensuite la culture tombe au fond quand la gélatine se liquéfie.

Cette sorte de micrococcus a été trouvée dans la buvette de l'Ober-Curhaus.

C. — *Source minérale de Schwalbach.*

L'eau minérale de Schwalbach est très riche en acide carbonique ; elle renferme une proportion relativement très importante d'oxyde de fer et d'oxyde de manganèse.

Le carbonate de magnésie existe en assez grandes quantités ; par contre, les chlorures métalliques, les sulfates, les alcalis, sont singulièrement rares.

Les eaux en question contiennent des traces appréciables d'acide phosphorique ; elles contiennent en potasse :

Weinbrunnen.	0.004	par mèt. cube.
Paulinenbrunnen.	0.0022	—
Stahlbrunnen.	0.0020	—

Il n'y a ni acide nitrique, ni acide nitreux, ni ammoniaque. Les trois sources susdésignées ne renferment que de très faibles traces de matières organiques en solution.

Les gaz dissous dans l'eau sont de l'acide carbonique et une faible quantité d'hydrogène sulfuré (1).

La prise des échantillons pour l'examen bactériologique a été faite par moi, le 11 juin.

Voici les résultats que j'ai obtenus avec ces échantillons :

1. Nombre de colonies qui se sont développées dans 1 centimètre cube d'eau.

Origine de l'eau.	Température de l'eau : 17° centigr. Température de l'air :	Colonies dans 1 cent. cube.	
		48 h. de culture.	96 heures.
Weinbrunnen	10°0	52	22
Paulinenbrunnen	9.0	16	118
Stahlbrunnen	9.6	17	16

(1) Ces renseignements sont extraits de l'*Examen chimique des principales eaux minérales du Nassau*, par R. Frésénius ; 4° partie. W.-C. Kreidel, 1855.

2. Description morphologique spéciale des bactéries observées.

Il s'est principalement formé de nouveau des figures comme celles décrites pour les eaux de Wiesbaden, sous le n° 2, de *a* jusque *b*.

Comme formes particulières on a observé :

a. *Micrococcus* F. — Cette espèce de micrococcus montre les phases de développement suivantes :

1. Cellules sphériques d'environ 0,5 µ de diamètre.

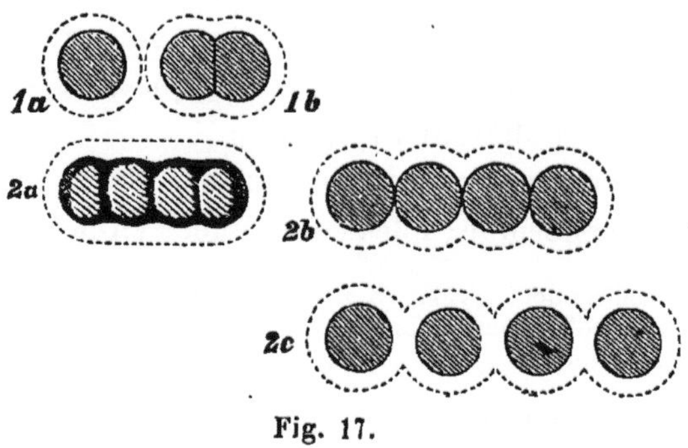

Fig. 17.

2. Phases de développement pour le dédoublement et la formation de chaînes de coccus (fig. 17).

3 représente des cellules sphériques qui sont considéra-

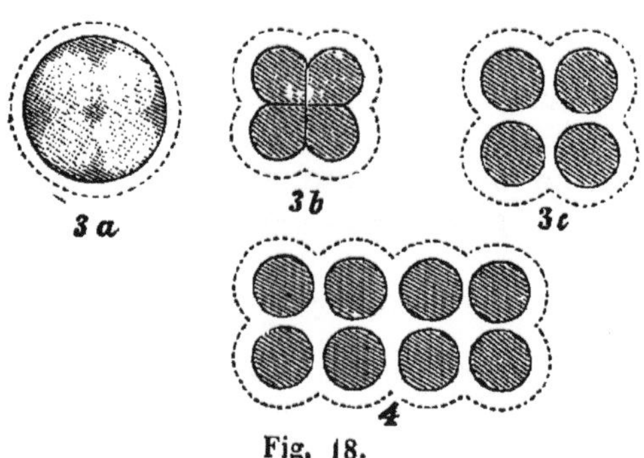

Fig. 18.

blement plus grandes (fig. 18) que les cellules 1 *a* : leur diamètre est de 2 µ. Le milieu de ces cellules ne paraît pas homogène ; on remarque plutôt, à l'état coloré, un point central, et à la circonférence des places qui, comparées au restant de la coloration, paraissent beaucoup plus foncées. 3 *b*, 3 *c*, et 4, sont probablement des formes de méristes provenant de 3 *a*. Dans les microocccus en question, ce développement en méristes a lieu très souvent dans les vieilles cultures, et par la végétation à la chaleur d'incubation.

On n'a remarqué nulle part un développement de formes en bâtonnets, ni de mouvements propres à ces micrococcus. Les colonies dans lesquelles croissent ces micrococcus sur la plaque de gélatine sont brun rougeâtre, ne liquéfiant pas la gélatine, mais s'étendent dessus. Le contour de cette colonie présente cette particularité qu'il est dentelé au lieu de former une ligne circulaire continue.

Par un faible grossissement, ces colonies paraissent comme des surfaces brun clair, marbrées, entourées d'un bord extérieur foncé.

Dans la culture pure, ce micrococcus s'étend d'abord à la surface en une colonie brun rougeâtre, puis cette colonie s'enfonce graduellement par la liquéfaction de la gélatine.

Ces micrococcus ont été observés dans l'eau du Stahl-brunnen.

b. *Bacille* (?) H. — A été observé dans l'eau du Stahl-brunnen avec les phases de développement suivantes :

1. Fils plus ou moins longs, en partie homogènes, en partie articulés en bâtonnets qui sont plus ou moins adhérents.

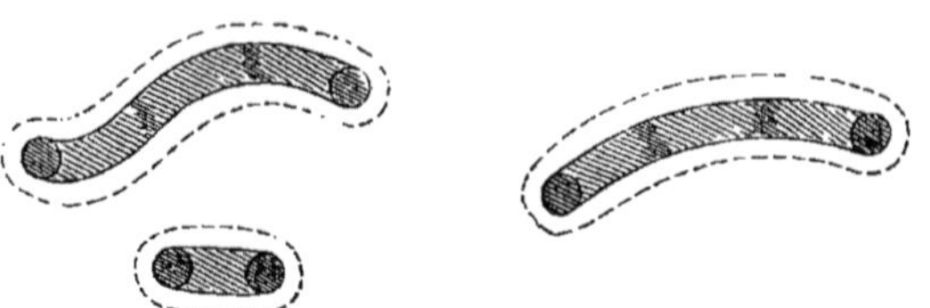

Fig. 19.

2. Membre de cette forme comme la représente la figure 19.

3 Formes qui montrent l'image de la germination des spores (?) (fig. 20).

On n'a pas pu observer de mouvement propre à ce bacille. Sur la plaque de gélatine, les colonies sont d'un blanc brillant, soyeux, et montrent un retroussis dans la géla-

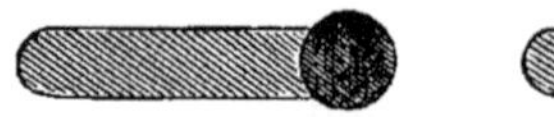

Fig. 20.

tine. Le contour de la colonie n'est pas circulaire, mais irrégulièrement anguleux. Observées avec un grossissement modéré, les colonies paraissent comme des surfaces violettes, à bord brun clair, branchu.

Dans la culture de gélatine pure, il se forme à la surface un petit amas blanc, brillant comme de la soie, nageant au-dessus de la gélatine, qui se liquéfie lentement.

Dans l'eau du Stahlbrunnen, on a en outre trouvé :

c. *Micrococcus* G. — Ces micrococcus montrent seulement les phases de développement du dédoublement, comme le coccus B, fig. 1, 2 *a* et 2 *b*.

On n'a pas observé la formation de chaînes et de sarcines. Diamètre du coccus = 0,5 μ. On n'a pu voir aucun mouvement propre.

Sur la plaque de gélatine, ces coccus croissent en une forme d'étoile qui leur est particulière. L'intérieur forme une surface marbrée ayant un diamètre d'environ 1 millimètre. De l'intérieur partent à peu près douze excroissances en forme de rayons, et qui se terminent à leurs extrémités extérieures en fines ramifications.

Dans les eaux du Paulinenbrunnen, on a trouvé comme formes particulières :

d. *Bacille* (?) J. — Ce bacille montre les mêmes formes que les bâtonnets courts C. Les formes sont cependant beaucoup plus grandes. La cellule isolée a environ 0,7 μ d'épaisseur et 1,2 μ de long. Les formes composées et les phases de développement 4, 5, 6 et 7 (voyez plus haut) sont particulièrement nombreuses, atteignent jusqu'à une longueur de 2, 5 μ.

Dans la goutte pendante, on reconnaît que ces bâtonnets sont doués d'un mouvement glissant, tourbillonnant et serpentant.

Les colonies dans lesquelles croît ce bacille, sur la plaque de gélatine, sont particulièrement caractéristiques.

Les colonies forment des figures blanches, rayonnantes, en forme d'étoile qui ressemble à une toile d'araignée (fig. 21). Par un faible grossissement, on ne constate rien autre de caractéristique. Dans la culture de gélatine pure, le bacille croît d'abord en rayonnant à la surface; la gélatine entre ensuite en liquéfaction, la culture s'enfonce et prend une couleur brun-rouge sombre.

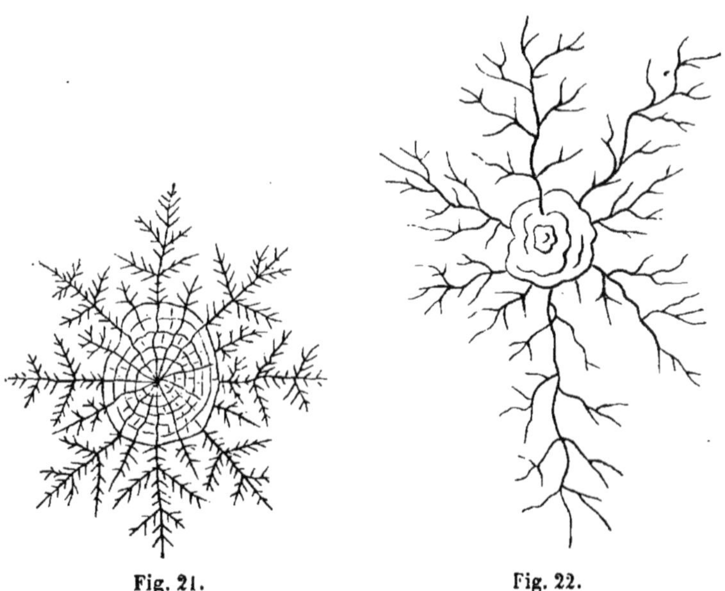

Fig. 21.   Fig. 22.

Les bactéries suivantes ont été trouvées dans le Weinbrunnen :

e. *Bacille* (?) K. — Ces bacilles ont beaucoup de ressemblance avec le bacille B

Les colonies dans lesquelles paraissent ces bacilles sur la plaque de gélatine forment des fils blanc-jaunâtre, rayonnant d'un point, avec un grand nombre de rameaux prenant sur les côtés (fig. 22).

Observées au microscope par un faible grossissement, on voit que ces colonies consistent en une agglomération d'un grand nombre de fils. Des fils séparés et tordus dépassent le bord.

Le bord lui-même consiste en un fin ourlet de fils parallèles.

Dans la préparation de ces bacilles, on voit des bâtonnets plus courts avec un mouvement tournant en tous sens, et de plus longs fragments de fils composés de bâtonnets alignés.

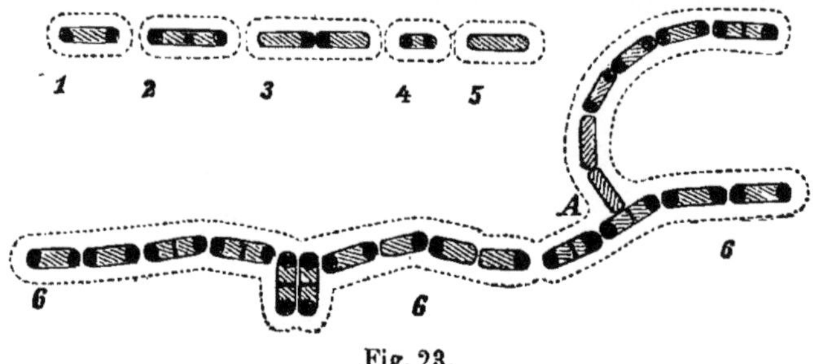

Fig. 23.

La figure 23 représente la forme de ce bacille, que l'on obtient avec les préparations colorées.

On a observé les phases de développement suivantes :

1. Bâtonnets courts prenant plus facilement la matière colorante aux deux extrémités.

2 et 3. Bâtonnets plus longs, colorés avec intensité au milieu et aux extrémités.

4. Cellule elliptique allongée, colorée avec plus d'intensité aux deux bouts.

5. Plus longs bâtonnets paraissant tout à fait homogènes.

6. Fils se composant d'un à cinq membres, en A, pseudo-ramification.

L'épaisseur des bâtonnets est d'environ 1,3 μ, leur longueur 4 à 5 μ.

Dans la culture pure de gélatine, il se produit d'abord la croissance en arbuste décrite pour le bacille B, ensuite la gélatine se liquéfie.

f. *Micrococcus* H. — Micrococcus de 1,0 μ de diamètre ayant les mêmes phases de développement, de dédoublement et de formation de chaînes que le micrococcus B. Dans ce micro-organisme, également, on n'a pas observé de mouvement propre.

Il forme sur la plaque de gélatine, qu'elles ne liquéfient pas, des colonies rondes, d'une couleur rose, à centre plus sombre et nuageux, à bord plus clair et finement granulé.

Dans la culture pure de gélatine, ce coccus croît à la surface, en une couche d'une couleur rose-brunâtre; il ne se produit pas de liquéfaction de la gélatine.

D. — *Eau minérale de Soden.*

Les plus récentes analyses chimiques des sources minérales de Soden, ont été exécutées par Casselmann (1).

Les sources minérales de Soden sont en partie alcalines et en partie salines.

Parmi les sources examinées, les n°ˢ 1 et 3 appartiennent aux alcalines, les n°ˢ 4, 6 *a*, 6 *b*, 18 et 19 aux salines.

Voici les éléments chimiques remarquables :

	Source n° 1. Par m. c.	Source n° 2. Par m. c.	Source n° 3. Par m. c.
Potasse......................	0.107	0.098	0.435
Oxyde de fer et oxyde de manganèse......................	Quantité relativement importante.		
Acide sulfurique..............	0.017	0.0188	0.0676
Acide phosphorique..........	Trace.	»	»
Acide nitrique................	Trace.	Trace.	Trace.
Oxyde d'ammonium..........	Quantité minime.	Quantité minime.	?
Acide nitreux................	»	»	»
Matières organiques (en solution).	Trace.	Trace.	Trace.

(1) Les résultats en sont consignés dans l'*Examen chimique de quelques sources de Soden et de Neuenhain*, par le Dʳ Casselmann. *Annuaire de la Société des sciences naturelles du duché de Nassau*, 15ᵉ v., p. 139 et ss.

Gaz dissous : acide carbonique libre en quantité relativement forte.

Les sources n°s 6 *a* et 6 *b*, 18 et 19 sont de même composition que la source 4. Les échantillons pour l'examen bactériologique ont été pris le 23 juin.

1. — Nombre de bactéries trouvées dans 1 centimètre cube d'eau.

Origine de l'eau.	Température de l'eau par une température atmosphérique de 21° centigrades.	Colonies développées dans un centimètre cube.	
		48 h. de culture.	96 heures.
Wilhelmsbrunnen (6 *a*)......	17°0	9	7
Schwefelbrunnen (6 *b*)......	16.5	45	? (n'a pu être déterminé).
Wiesenbrunnen (18)........	16.0	8	12
Warmbrunnen (3)..........	23.4	7	20
Soolbrunnen (4)............	21.2	9	? (n'a pu être constaté).
Milchbrunnen (1)..........	23.5	11	12
Champagnerbrunnen (19)...	15.8	»	16

2. — Description morphologique spéciale des formes observées dans l'eau de Soden.

a. Micrococcus J. — A été observé dans l'eau de Weisenbrunnen (18). Très petits micrococcus de 0,15 μ de diamètre seulement avec phases de dédoublement et de formation de méristes comme le micrococcus F. Aucun mouvement propre n'a été observé.

Sur la plaque de gélatine, les colonies de ce petit micrococcus sont d'un blanc jaunâtre, elles s'étendent à la surface et ne provoquent pas immédiatement la liquéfaction. Par un faible grossissement, les colonies paraissent comme des surfaces gris-jaunâtre, finement ponctuées. Dans la culture pure, ces coccus croissent d'abord à la surface, puis s'enfoncent par la liquéfaction.

La culture prend une couleur brun-rouge.

b. Bacille (?) L. — A été observé dans l'eau du Schwefelbrunnen (n° 6 *b*).

La figure 24 représente les phases de développement de ces bâtonnets.

1. Bâtonnets courts d'environ 0,8 μ d'épaisseur et 2,4 μ de long.

A l'état coloré, les extrémités et les côtés paraissent d'une coloration plus intense.

2. Fragments de fils; en *a*, commencement de séparation; en *b*, tendance à la séparation.

3. Fragments de fils encore plus longs, articulés de même que le n° 2.

4 et 5. Bâtonnets courts provenant des fragments de fils.

6. Figure très diluée, en tube, presque incolore, portant aux extrémités des cellules sphériques d'une couleur

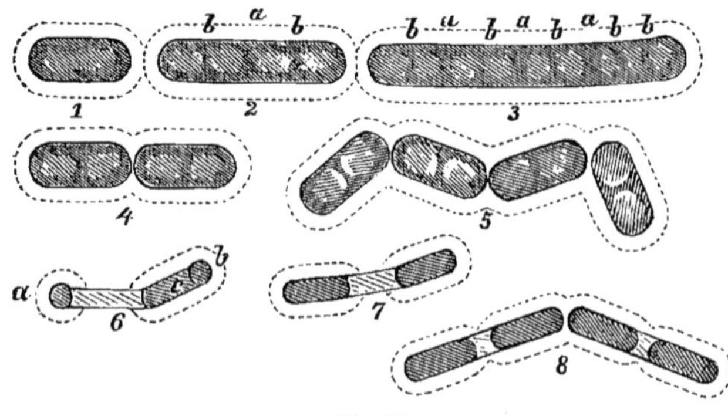

Fig. 24.

intense. (Spores?) *a* et *b*. En *b*, la germination (?), *c*, est visible comme bâtonnet.

7 et 8. Montrent les germinations plus avancées; on voit également une plus grande épaisseur.

A l'état vivant, on voit les bâtonnets fourmiller. Les figures plus longues, en fils, tournent de droite et de gauche, souvent elles deviennent plus épaisses à leurs extrémités qui adoptent la forme d'un ballon et y restent ensuite en revenant au repos.

Les formes brisées (5 et 8) paraissent souvent animées d'un tel mouvement qu'elles semblent vouloir se séparer violemment aux brisures.

Les colonies de ces bacilles paraissent, sur la plaque de

gélatine, en plaques liquides d'un diamètre de 1 centimètre, à intérieur granulé, et à bord extérieur tendre gris clair.

Par un faible grossissement, on voit les colonies comme des surfaces brun clair finement ombrées et ponctuées.

Dans la culture pure de gélatine, la liquéfaction se produit bientôt avec coloration plus foncée de la gélatine, et formation d'un dépôt floconneux brun clair.

c. *Bacille* (?) M. — A été rencontré dans l'eau du Warmbrunnen (n° 3).

Si l'on observe ces bactéries à l'état vivant, avec un fort grossissement, on voit des fragments de fils plus ou moins longs qui se contractent et s'allongent et avancent ainsi en tournant. Les extrémités extérieures sont parfois épaissies en forme de masse.

A l'état coloré, on reconnaît que les fragments de fil se composent de membres distincts qui, par leur aspect, ressemblent entièrement aux formes du bacille D, 2 et 3.

Dans les fragments séparés de plus grandes dimensions, épaisseur 1,4 μ, longueur 4,0 μ, on reconnaît distinctement les places plus claires. Les fragments de fil sont de longueur différente; on en a observé qui comptaient jusqu'à douze membres. Les membres sont toujours distinctement

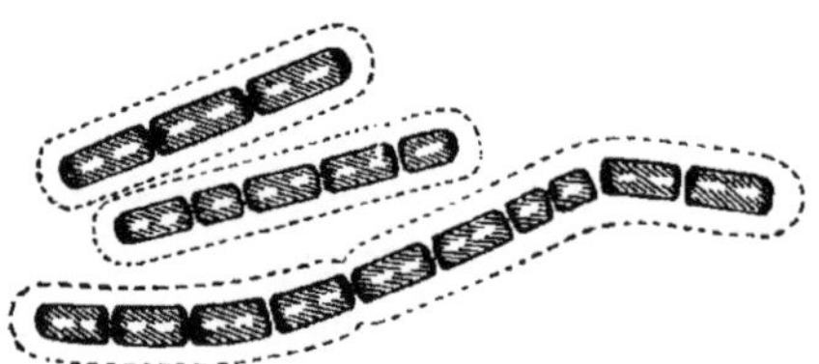

Fig. 25.

séparés les uns des autres; où ils se touchent, ils sont aplatis aux extrémités (fig. 25).

Les colonies de ce bacille paraissent sur la plaque de gélatine comme des surfaces blanc-jaunâtre, finement floconneuses et enfoncées dans la gélatine.

Par un faible grossissement, on voit ces colonies sous

forme de surfaces brun-jaunâtre, à intérieur nuageux et finement ponctué.

Dans la culture pure de gélatine, la liquéfaction se produit rapidement par l'enfoncement des bacilles. Il se forme à la surface une petite peau brun-jaune, et au fond un dépôt de la même couleur.

d. *Bacille* (?) N. — A été également trouvé dans l'eau du Warmbrunnen.

Ces bactéries montrent les phases de développement suivantes :

1. Bâtonnets courts, de forme ovoïde et elliptique allongée (fig. 26).

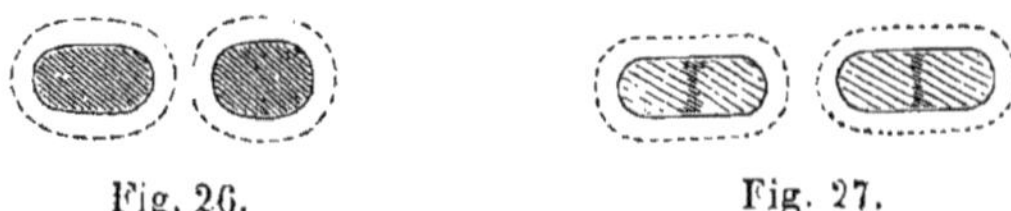

Fig. 26. Fig. 27.

2. Bâtonnets plus longs, montrant souvent dans le milieu une tendance de différenciation (fig. 27).

3. Fragments de fils plus ou moins longs, droits et courbes, composés de membres homogènes semblables aux bâ-

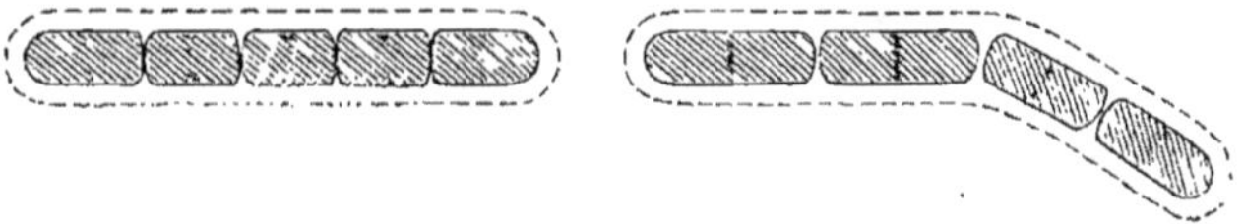

Fig. 28.

tonnets n° 2. Les bâtonnets sont en contact plus ou moins intime entre eux (fig. 28).

4. Fragments de fil composés de membres qui, ainsi que

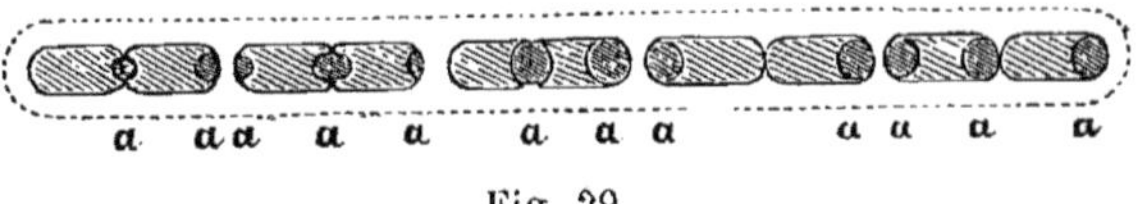

Fig. 29.

le représente la figure ci-dessous, paraissent différenciés (fig. 29).

Les places *a* sont, à l'état coloré, d'une couleur beaucoup plus intense que les autres parties des bâtonnets.

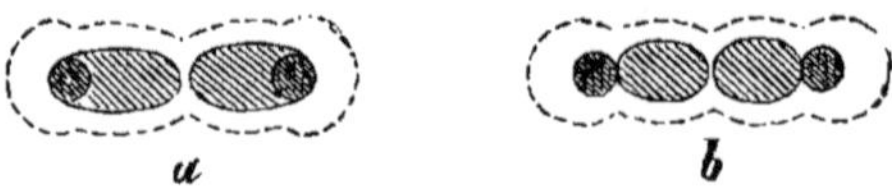

Fig. 30.

5. Les membres des fils prennent ensuite les formes ci-contre (fig. 30).

En *a*, les cellules se colorant fortement se trouvent encore à l'intérieur de la partie elliptique allongée, presque incolore ; en *b*, au contraire, elles se trouvent déjà en dehors.

Il est probable que les formes 1, etc., proviennent des cellules sphériques ; cependant l'opération n'a pu être observée directement.

On n'a pas pu constater de mouvement propre à ces bactéries.

Sur la plaque de gélatine, les colonies paraissent des places croissant comme des moisissures de champignon et se ramifiant. Par un faible grossissement, les colonies paraissent comme un feutrage composé de fins fils blancs. Les fils croissent au delà des bords de la colonie, en formes diversement tordues et entrelacées.

Dans la culture pure de gélatine, la colonie croît lentement, par suite de la liquéfaction de la gélatine, n'offrant du reste rien de particulier.

e. Bactéries filamenteuses B. — Provenant également de l'eau du Warmbrunnen.

Ces bactéries consistent en filaments fins et flexibles, n'ayant que de 0,2 à 0,1 μ d'épaisseur. Ces fils n'ont pas une épaisseur uniforme ; on en remarque distinctement une entre la base et la pointe. En outre, on observe parfaitement une ramification.

La figure 31 représente un rameau de cette sorte de bactérie quelque peu douteuse.

On remarque bien, à l'état coloré, des places plus sombres, à l'intérieur des fils; mais il n'est pas possible de reconnaître la structure plus fine des parties des plus petites dimensions, même avec un grossissement de 1600 fois linéaires. On n'a pas constaté de mouvement propre.

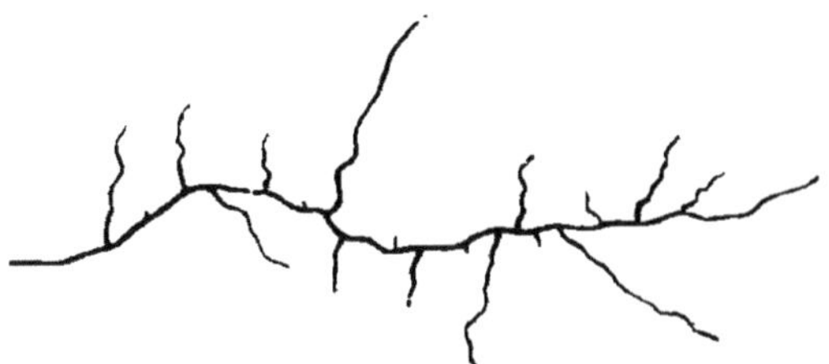

Fig. 31.

Sur la plaque de gélatine, les bactéries croissent en colonies d'un blanc brillant, s'émiettant, ayant l'air de moisissures de champignon et qui ne liquéfient pas la gélatine.

Dans la culture pure de gélatine, il se forme également à la surface un petit amas solide, soyeux, d'un blanc brillant qui plus tard, par suite d'une légère liquéfaction de la gélatine, s'enfonce dans celle-ci et paraît ensuite jaune.

On a observé en outre, dans l'ocre du Schwefelbrunnen, une forme de spirille; malheureusement, une culture de cette bactérie n'a pas réussi.

E. — *Eau minérale de Weilbach.*

La source sulfurée et la source sodée et lithinée ont été analysées chimiquement d'une manière complète par le Dᵣ R. Frésénius, la première en 1855, et la seconde en 1860 (1).

J'emprunte à cet auteur les résultats suivants qui doivent entrer en considération ici.

Il a été trouvé :

(1) *Annuaire de la Société des sciences naturelles du duché de Nassau;* Wiesbaden, C. W. Kreidel.

	Source sulfurée.		Source sodée et lithinée.
Potasse................	0.0385 par m. c.		0.0298
Oxyde de fer.........	»		Quantité relativement
Oxyde de manganèse.	»		importante.
Acide sulfurique.....	0.1177	—	0.1513
— phosphorique..	0.0002	—	Trace.
— nitrique.......	Trace.	—	Trace.
— nitreux........	»		»
Oxyde d'ammonium..	0.0026	—	0.0061
Matières organiques..	Traces appréciables.		Aucune ou infiniment petites.
Gaz dissous..........	Peu d'acide carbonique libre. Hydrogène sulfuré et une trace de carbure hydrique.		Peu d'acide carbonique libre et un peu de sulfide hydrique.

Les échantillons de la source sulfurée et de la source sodée et lithinée ont été prélevés le 23 juin. Les résultats obtenus avec ces échantillons sont les suivants :

1. — Nombre de colonies de bactéries développées dans 1 centimètre cube d'eau.

Origine de l'eau.	Température de l'eau par une température atmosphérique de 20°8 centigrades.	Colonies provenant de 1 centimètre cube.	
		48 h. de culture.	96 heures.
Source sulfurée........... .	14°1		16
— sodée-lithinée.	12.5	-	25

2. — Description spéciale des bactéries trouvées.

a. Source sulfurée. Dans celle-ci on n'a observé que des bactéries semblables à celle des eaux de Wiesbaden, décrites sous le n° 2, de *a* jusqu'à *d*. On n'a pas observé de beggiatas dans l'eau de la source elle-même, mais on en a observé dans le bassin de déversement.

Une culture dans la gélatine n'a malheureusement pas réussi.

b. Source sodée, lithinée. Dans cette eau également, les bactéries observées étaient pour la plus grande partie semblables à celles des eaux de Wiesbaden, décrites sous le n° 2, *a* jusqu'à *b*.

Comme forme nouvelle on a observé le bacille suivant :

Bacille (?) O. — Bacilles d'environ 0,3 μ d'épaisseur, 2,3 de long, et à extrémités particulièrement aplaties. On a aussi observé des formes qui, à l'état coloré, paraissent fortement colorées au milieu et aux extrémités, et sont beaucoup plus claires du restant.

Des fragments de fil composés de 2-3 bacilles alignés les

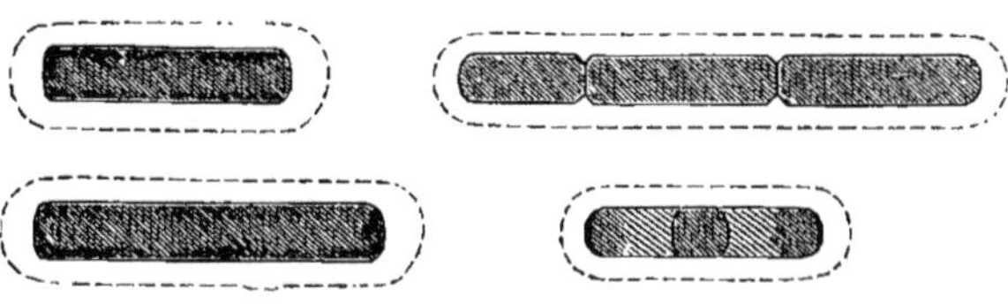

Fig. 32.

uns au bout des autres ont été aussi observés (fig. 32).

A l'état vivant, les bacilles montrent un mouvement lent de torsion et de détorsion, tandis qu'ils changent réciproquement de place.

Sur la plaque de gélatine, les colonies de ce bacille paraissent comme des places blanches, sans centre saillant, avec entourage extérieur tendre et floconneux. Par un faible grossissement, les colonies n'offrent rien de caractéristique. Dans la culture pure de gélatine, la liquéfaction se produit avec apparition d'une fluorescence brun-verdâtre et formation d'un précipité blanc-jaunâtre.

III. — Conclusions que l'on peut tirer des examens bactériologiques exposés pour le jugement de l'eau en général et au point de vue de ses propriétés sanitaires.

Dans le jugement d'une eau au point de vue sanitaire, on doit considérer :

A. La quantité ;

B. Les espèces de bactéries développées.

A. — *Jugement d'après la quantité des bactéries trouvées.*

Les eaux examinées dans le présent travail peuvent se classer en 4 groupes.

Le premier groupe embrasse les sources dont l'eau a peu ou point à souffrir des influences étrangères.

A ce groupe appartiennent les eaux de source de montagne de la conduite de Wiesbaden, et parmi celles de Sclangenbad, celles de l'Ober-Curhaus et des Bains romains.

Le contenu bactériologique de cette eau se monte, pour une moyenne de 14 essais, à 2,5 colonies de bactéries dans 1 cent. cube d'eau; ce qui est semblable à la moyenne de colonies trouvées dans les essais de contrôle faits sans eau.

On pourrait, par conséquent, dire que cette eau est exempte de bactéries si certaines sortes produites, S (bactéries filamenteuses A) n'indiquaient pas qu'il s'y trouve des bactéries isolées.

La deuxième catégorie est représentée par l'eau du fond du réservoir de Wiesbaden; ici les bactéries ont eu l'occasion de se sédimenter, par conséquent le nombre de colonies provenant de 1 cent. cube d'eau est plus grand; il est de 15.

Le troisième groupe est formé des eaux qui, d'après les lieux où on les prend, sont exposées à un faible degré aux influences étrangères. Ces influences sont : contact du courant avec les mains, les vases, etc.; immersion des vases à boire, des cruches dans les bassins des sources pour le remplissage de ces ustensiles, etc.

A ces eaux appartiennent les conduites domestiques de Wiesbaden, la Schlangenquelle à Schlangenbad, les sources minérales de Schwalbach, Soden et Weilbach.

Les eaux de cette catégorie ont fourni, pour une moyenne de 30 essais, 21 colonies de bactéries pour 1 cent. cube d'eau.

Le quatrième groupe des eaux examinées est formé par la Schachtquelle et la Marienquelle à Schlangenbad.

La première source a montré 1,200 colonies dans 1 cent. cube. J'aurais contrôlé ce nombre relativement élevé, si la présence d'une grande quantité de bactéries n'avait pas été confirmée par l'expertise de la Marienquelle, dégorgement de la Schachtquelle.

En tout cas, la prise d'échantillons a été très difficile pour

la Schachtquelle, mais elle a pu se faire sans aucune difficulté pour la Marienquelle.

Comme il est très invraisemblable que l'eau de la source
même qui sort du rocher soit plus riche en bactéries que
l'eau des autres sources chaudes de Schlangenbad, et que
l'examen des lieux a démontré que de l'eau venant d'autres
endroits est conduite dans le canal de la Schactquelle, il est
très probable que c'est cette eau qui cause le nombre relativement élevé des bactéries.

Il résulte de ce qui vient d'être dit que le résultat de
l'examen bactériologique des eaux des groupes 1 à 3 con-
firme les faits démontrés déjà par d'autres moyens, à savoir
que : les sources qui proviennent d'une profondeur suffi-
sante sont bien enfermées et parfaitement à l'abri des
détritus d'origine animale ou humaine, ne contiennent pas
de bactéries, ou en contiennent très peu, et que lorsque
l'on rencontre dans une eau un nombre de bactéries relativement élevé, on doit l'attribuer à des influences étrangères.

L'eau de source naturelle peut toujours très facilement
être contaminée par les éléments du sol environnant. Ce
dernier, parfois plus riche en humus, comme la terre de
forêt, de jardin et de prairie, contient un nombre extraor-
dinaire de bactéries, comme on peut s'en convaincre en
étendant sur une plaque un peu de terre de jardin avec de
la gélatine nourricière.

Les bactéries qui se développent ont une grande ressemblance avec celles qui existent dans l'eau.

Les essais faits au laboratoire par M. Heræus ont démontré
que ces bactéries, non seulement ne meurent pas quand on
les transporte dans l'eau de source et dans l'eau des conduites, mais qu'elles s'y multiplient même en grande
partie.

Si dans l'examen bactériologique nous rencontrons un
nombre considérable de bactéries, nous pouvons en con-
clure : ou qu'une eau de source pure par elle-même a été con-

taminée de la façon indiquée plus haut, ou que nous nous
trouvons en face d'une eau qui est favorable à l'alimentation des bactéries par la présence d'éléments organiques
végétaux ou animaux en solution, par exemple de l'eau des
ruisseaux, rivières, étangs, etc.

On a essayé de fixer une limite pour les quantités de bactéries que l'on peut admettre dans l'eau. Autant cela faci-
literait le jugement d'une eau d'après l'examen bactériologique, autant ces chiffres seraient peu justifiés tant
qu'ls n'auraient pas été déterminés par des essais nombreux
à époques régulières; encore ces chiffres devraient-ils
être modifiés suivant les contrées. Par exemple, on ne
pourrait pas fixer le même type pour les fonds qui ne peuvent consommer que de l'eau du sol filtrée, et pour les contrées où l'eau de source de montagne est accessible.

Jusqu'ici, on n'a pas encore pu établir un rapport entre la
composition chimique de l'eau et la quantité de bactéries
qui s'y trouvent.

B. — *Jugement d'après les espèces de bactéries développées.*

Si l'on considère les espèces de bactéries produites, on
doit d'abord résoudre la question suivante :

Les bactéries trouvées sont-elles réellement des habitants
de l'eau, ou ne se trouvent-elles que provisoirement dans
l'eau par suite de circonstances extérieures?

Dans le premier cas, nous devrions admettre les bactéries
comme une condition naturelle de l'eau; dans l'autre cas, il
faudrait trouver, si c'est possible, et fixer les causes qui
opèrent la transmission des bactéries dans l'eau.

La fixation des espèces de bactéries que l'on doit
considérer comme habitant principalement ou exclu-
sivement dans l'eau, et de celles qui ne doivent pas l'être,
suppose une connaissance très exacte des bactéries exis-
tantes. Comme cette connaissance spéciale ne s'étend
encore en aucune façon sur toutes les bactéries, particu-

lièrement sur la grande foule des Saprophytes, en bonne règle, une appréciation dans ce sens ne pourrait encore être faite.

Un autre point de vue qui, d'après l'examen bactériologique d'une eau, doit entrer en considération, est celui-ci :

Les bactéries trouvées sont-elles pathogènes, ou, plus exactement, appartiennent-elles aux espèces qui jusqu'ici ont été reconnues comme engendrant des maladies ; ou n'y appartiennent-elles pas, et dans ce dernier cas, quelle est l'espèce d'influence que nous devons en attendre ?

Dans la règle on ne rencontrera pas de formes pathogènes dans l'eau ; les espèces trouvées seront bien plutôt de celles que l'on désigne sous le nom de *Saprophytiques*.

Les effets de l'activité vitale de ces bactéries consistent généralement dans le dépôt de molécules ou de groupes d'atomes dans des combinaisons inorganiques et organiques.

Ceci nous a été démontré par Schlösing, Müntz et Wollny, par les procédés de nitrification, et par l'oxydation des combinaisons de carbone en acide carbonique dans le sol; Müntz et Marcano, par la formation de champs de soufre dans les contrées tropicales.

Cohn, par la réduction des sulfates en hydrogène sulfuré et en soufre, ainsi que des nitrates en nitrites, ammoniaque et azote gazeux ;

Fitz et Hueppe, par la fermentation butyrique; Pasteur, Hueppe et Escherich, par la fermentation acide du lait;

Duclaux (1) et Hueppe, par la solution d'albuminates sans décomposition putride ;

Rosenbach, Bienstock et Hauser par la décomposition putride ;

Hueppe, Wortman et Bienstock par la transformation d'amidon en sucre ;

Leube et Graser, par l'hydratation de l'urée; et Schöter et Hueppe par les formations de pigments.

____

(1) Duclaux, *Le lait, Étude chimique et microbiologique* (*Bibliothèque scientifique contemporaine*). Paris, 1887.

Par conséquent on doit admettre que les bactéries saprophytiques spéciales provenant de l'eau naturelle opèrent des décompositions semblables à celles qui ont été décrites.

Les inoculations de lait stérilisé avec les espèces de bactéries à examiner offrent un point de départ pour l'orientation générale dans ce sens.

Les résultats que j'ai obtenus par l'ensemencement de quelques-unes des bactéries trouvées dans l'eau de Wiesbaden sont les suivants :

DÉSIGNATION des BACTÉRIES.	ÉTAT DU LAIT APRÈS 10 JOURS D'INOCULATION.	
	CHALEUR DE L'APPARTEMENT.	CHALEUR D'INCUBATION.
Micrococcus A.	Le lait est à moitié transformé en un liquide jaune clair transparent. Au fond se trouve un précipité cailleboté blanc. La réaction du liquide est acide.	Le précipité, qui s'est produit en premier lieu, s'est presque entièrement dissous en un liquide transparent jaune clair.
Micrococcus B.	Aucune transformation n'est apparente.	Aucune transformation.
Micrococcus D.	Comme le micrococcus B.	
Bacille A	A la surface, le lait commence à se changer en un liquide jaune transparent. La crème est colorée en brun-clair.	Comme à la température de chambre.
Bactérie filamenteuse A.	Aucune transformation n'est visible.	Un quart du lait est changé en un liquide transparent et jaunâtre.
Bacille B	Trois quarts du lait sont changés en un liquide transparent jaunâtre.	Tout le lait est transformé en un liquide clair, jaunâtre. Au fond, il se trouve un léger dépôt blanc.

Il résulte de ces essais que les micrococcus B et C ne produisent pas de fermentation ni de transformations, et que, au contraire, le micrococcus A peut produire la fermentation acide du lait, et la peptonisation du blanc d'œuf, cette dernière à un degré plus ou moins grand.

Mes essais pour savoir si les bactéries trouvées sont capables d'oxyder l'ammoniaque ont eu jusqu'ici un résultat négatif. J'ai l'intention de les renouveler avec d'autres du même genre.

Par l'odeur, on constate souvent sur les plaques à culture que beaucoup de bactéries provenant de l'eau produisent la décomposition.

Comme on l'a vu plus haut, un grand nombre de bactéries de l'eau déterminent la liquéfaction de la gélatine.

Il n'y a aucune raison pour attribuer une importance particulière à ces bactéries.

Une sorte de bactéries très importante, le « bacille du typhus », ne liquéfie pas le moins du monde la gélatine.

De nombreuses bactéries de l'eau produisent en outre des pigments, de sorte que l'on rencontre souvent dans les essais de culture bactériologique des colonies de bactéries, rouges, vert-serin, vert-de-gris, roses, brun foncé et d'autres couleurs.

Le micrococcus prodigiosus a été cultivé plusieurs fois ici au laboratoire.

Il est probable que c'est aussi sur l'activité vitale des bactéries que repose le fait remarquable observé par R. Frésénius (1); ce fait consistait principalement en ce que le contenu en hydrogène sulfuré baisse d'abord après la mise en cruches au dépôt, et augmente ensuite de nouveau.

Par suite de l'absence des connaissances qui nous font encore défaut sur les conditions physiologiques de chaque espèce de bactéries, un jugement sur les eaux, d'après les bactéries saprophytiques qui s'y trouvent, ne peut pas encore être tout à fait définitif. Mais il trouve un point de départ important dans la connaissance des propriétés générales de ces bactéries saprophytiques.

(1) Frésénius, *Traité sur les eaux de la source sulfurée de Weilbach.*

L'expérience nous enseigne que les bactéries saprophytiques n'exercent aucune influence sur la santé humaine
par la consommation de l'eau qui elle-même contient une
quantité considérable de ces micro-organismes.

Si l'on rencontre, pendant l'examen bactériologique, une
sorte de bactéries que l'on puisse soupçonner appartenir
à celles que l'on a reconnues capables de déterminer des
maladies, on doit constater l'identité, par des examens ap-
profondis des différentes conditions de culture, en parallèle
avec des bactéries de la sorte que l'on soupçonne, et par des
essais sur les animaux.

Si le soupçon se trouve confirmé d'une manière indubitable,
on doit non seulement interdire l'eau comme boisson, mais
aussi en défendre l'usage pour quoi que ce soit.

Il résulte de ce qui vient d'être dit que l'examen bactériologique d'une eau peut déjà offrir d'importants points
d'appui au jugement d'une eau au point de vue sanitaire,
et que ces essais continués systématiquement amèneront
encore très certainement des solutions.

TABLE DES MATIÈRES

8380-87 — Corbeil, typ. et stér. Crété.

ANNALES

D'HYGIÈNE PUBLIQUE ET DE MÉDECINE LÉGALE

Par MM. ARNOULD, E. BERTIN, P. BROUARDEL, L. COLIN,
O. DU MESMIL, FONSSAGRIVES, FOVILLE, GALLARD, A. GAUTIER,
CH. GIRARD, HUDELO, JAUMES,
LACASSAGNE, LAGNEAU, LHOTE, LUTAUD, MORACHE, MOTET, POINCARÉ
RIANT, RITTER, TOURDES, VIBERT.

AVEC UNE REVUE DES TRAVAUX FRANÇAIS ET ÉTRANGERS

Directeur de la rédaction : le docteur P. BROUARDEL

Les *Annales d'hygiène* paraissent par cahier mensuel de 6 feuilles in-8 (96 pages), avec figures.

Chaque numéro comprend : 1º des Mémoires originaux d'hygiène publique et de médecine légale ; 2º les travaux de la Société de médecine publique et les travaux de la Société de médecine légale ; 3º des Variétés ; 4º une Revue des travaux français et étrangers ; 5º une Chronique ; 6º un Bulletin météorologique.

Prix de l'abonnement annuel : pour Paris. 22 fr. ; — pour les Départements. 24 fr. ; — pour l'Union postale, 1re série. 25 fr. ; — 2e série. 27 fr. ; — pour les autres pays. 30 fr.

Hygiène publique ou privée, industrielle et administrative, militaire et navale, morale et sociale, vétérinaire et comparée, hygiène des villes et des campagnes, des professions et des âges, le cadre des *Annales* embrasse l'université de ces grandes questions qui intéressent à la fois les médecins, les administrateurs, les ingénieurs, les architectes, les chimistes, les membres des conseils d'hygiène publique et de salubrité, les municipalités, et qui ne peuvent être complètement élucidées que par leur concours réuni.

1re série. Collection complète (1828 à 1853). 50 vol. in-8, fig. et pl....... 500 fr.

Tables alphabétiques par ordre des matières et des noms d'auteurs de la 1re série Paris, 1855, in-8, 136 pages à 2 colonnes.................................. 3 fr. 50

2e série. Collection complète (1854 à 1878), comprend *in extenso* les travaux de la *Société de médecine publique* et de la *Société de médecine légale*, avec figures et planches.. 470 fr.

Tables alphabétiques par ordre des matières et des noms d'auteurs de la 2e série. Paris, 1880. 1 vol. in-8 de 130 pages à 2 colonnes................ ...... 3 fr. 50

3e série. Années 1879 à 1883. 10 vol. in-8............................ 110 fr

---

RECUEIL DES TRAVAUX

DU COMITÉ CONSULTATIF D'HYGIÈNE PUBLIQUE DE FRANCE

et des Actes officiels de l'administration sanitaire.

PUBLIÉ PAR ORDRE DE M. LE MINISTRE DE L'AGRICULTURE ET DU COMMERCE

Tomes I-XIII (1872-1884). Ensemble 14 vol. in-8 de 400 à 500 pages....... 111 fr.

Chaque volume se vend séparément 8 fr., sauf le tome II, 2e partie, consacré à un rapport du Dr Baillarger sur le goitre et le crétinisme (1 vol. in-8 de 376 pages, avec 3 cartes), qui ne se vend pas séparément de la collection.

Cette importante collection comprend les travaux de MM. BAILLARGER, BERGERON, BOULEY (H.), BROUARDEL, BUSSY (A.), DAVENNE, DURAND-FARDEL, FAUVEL, GAVARRET (A.), GUIFART, ISABELLE, LATOUR, LEGOUEST, LÉVY (M.), LHÉRITIER, MULTZER, NIVET, PASTEUR, PROUST, RABOT, (ROCHARD (J.), ROLLET, ROUX (J.), SIQUET, TARDIEU (A.), TRÉLAT (Emile), VILLE (G.), VILLERMÉ, WURTZ, etc.

Ce *Recueil* a le caractère d'archives dans lesquelles on peut suivre la marche et les progrès de l'hygiène publique et administrative ; il contient des rapports et des mémoires sur toutes les questions afférentes aux sujets suivants : 1º services sanitaires extérieurs ; 2º conseils d'hygiène et de salubrité des départements ; 3º épidémies et endémies, et maladies contagieuses ; 4º salubrité, police sanitaire ; 5º hygiène industrielle et professionnelle ; 6º denrées alimentaires et boissons ; 7º exercice de la médecine et de la pharmacie ; 8º eaux minérales ; 9º art vétérinaire, épizooties.

ALLIOT (L.). Eléments d'hygiène religieuse et scientifique. Paris, 1874.
1 vol. in-12 de 184 pages avec figures... 3 fr.
ARNOULD (J.). Les controverses récentes au sujet de l'assainissement des villes, par le Dr Jules Arnould, professeur à la Faculté de médecine de Lille. 1882, in-8. 42 pages.. 1 fr, 50
BALLEY (F.). Endémo-épidémie et météorologie de Rome. Paris, 1863.
1 vol. gr. in-8, 128 pages et 1 atlas in-4 obl. de 15 pl. et tableaux......... 9 fr.
BÉCOUR. Hygiène des enfants. Des causes de la mortalité des nouveau-nés et des moyens de la diminuer. Paris, 1881, gr. in-8, 109 pages............ 3 fr.
— **Rapport général sur les travaux d'assainissement des logements insalubres** de la ville de Lille. 1881, gr. in-8, 56 pages................. 1 fr.
BEDOIN. L'hygiène de l'alimentation pendant le premier âge. 1878, gr. in-8, 39 pages.. 1 fr.
— **Manuel de la jeune mère.** Notions familières sur l'hygiène de la première enfance. 1877, in-18, 82 pages.. 1 fr.
BELVAL. Des maisons mortuaires. Paris, 1877, in-8, 36 p. avec 10 fig. 1 fr. 50
BERGERET (L.-F.). Des fraudes dans l'accomplissement des fonctions génératrices, causes, dangers et inconvénients pour les individus, la famille et la société, remèdes. *Onzième édition.* Paris, 1883. 1 v. in-18 jés. de 228 p. 2 fr. 50
— **Les passions,** dangers et inconvénients pour les individus, la famille et la société, hygiène morale et sociale. Paris, 1878. 1 vol. in-18 jésus de 250 pages.. 2 fr. 50
— **De l'abus des boissons alcooliques,** dangers et inconvénients pour les individus, la famille et la société. Moyens de modérer les ravages de l'ivrognerie. Paris, 1870. 1 vol. in-18 jésus de VIII-380 pages............................. 3 fr.
BERTHERAND (A.). De l'habitude du tabac. 1874, in-18, 44 pages.... 1 fr.
BERTIN. Le nouvel hôpital Saint-Eloi de Montpellier. Paris, 1879, in-8, 48 pages avec planches... 2 fr.
BORIUS. Le climat de Brest, ses rapports avec l'état sanitaire. Paris, 1879.
1 vol. in-8 de 384 pages avec 7 planches lithographiées.................... 7 fr.
BOUCHUT. Hygiène de la première enfance, guide des mères pour l'allaitement, le sevrage et le choix de la nourrice. *Septième édition.* Paris, 1879. 1 vol. in-18 de VIII-450 pages et 49 figures.. 4 fr.
— **Traité des signes de la mort** et des moyens de prévenir les inhumations prématurées. Ouvrage couronné par l'Institut de France et par l'Académie de médecine. *Troisième édition.* 1883, 1 vol. in-18 jésus de 492 p. avec 17 fig. 4 fr.
BOUDIN. Traité de géographie et de statistique médicales, et des maladies endémiques. Paris, 1857. 2 vol. in-8 avec 9 cartes et tableaux....... 20 fr.
— **Etudes d'hygiène publique** sur l'état sanitaire, les maladies et la mortalité des armées en Angleterre et dans les Colonies. Paris, 1846, in-8........ 3 fr. 50
— **Contributions à l'hygiène publique.** 1 vol. in-8, cart............. 8 fr.
BOURGEOIS (L.-X.). Les passions dans leurs rapports avec la santé et les maladies. L'amour et le libertinage. *Quatrième édition.* Paris, 1877.
1 vol. in-18 jésus de 215 pages... 2 fr.
BOYER (P.). De l'influence des exercices gymnastiques sur l'accroissement du volume du côté gauche de la poitrine. Paris, 1875, in-8, 50 p. avec 2 pl. 2 fr.
BRAUD. Recherches sur l'air confiné, détermination de la proportion de l'oxygène, de l'acide carbonique et de la température au point de vue de l'hygiène. Paris, 1880, in-8, 76 pages avec figures.. 2 fr.
BRAUN, BROUWERS et DOCX. Gymnastique scolaire en Hollande, en Allemagne et dans tous les pays du Nord, suivie de l'état de l'enseignement de la gymnastique en France. In-8, 168 pages.............................. 3 fr. 50
BROUARDEL (P.). Installation d'appareils frigorifiques à la Morgue. Paris, 1880, in-8, 16 pages.. 50 c.
— **Organisation du service des autopsies à la Morgue.** 1879, in-8, 32 pages... 1 fr.
— **Projet de déplacement de la Morgue.** 1882, in-8, 8 pages....... 50 c.
BUTTURA (A.). L'hiver à Cannes et au Cannet, les bains de mer de la Méditerranée, les bains de sable. Paris, 1883, in-8, 92 pages............. 2 fr. 50
CAMINHOA (J.-M.). Des quarantaines. *Deuxième édition.* 1874, in-8, 48 pages, 8 planches... 2 fr. 50
CARLOTTI. Assainissement des régions chaudes insalubres. 1875, in-8, 87 pages.. 2 fr.
CARRIÈRE (E.). Le climat de l'Italie et des stations du midi de l'Europe sous le rapport hygiénique et médical. *Deuxième édition.* Paris, 1876. 1 vol. in-8, 640 pages.. 9 fr.
— **Fondements et organisation de la climatologie médicale.** Paris, 1869, in-8, 93 pages.. 2 fr. 50

CHASSINAT (R.). **De l'allaitement maternel** étudié au point de vue de la mère, de l'enfant, de la famille. 1868, in-18, 147 pages................ 1 fr. 25

CHEVALLIER (A.). **Mémoire sur le chocolat**, sa préparation, ses usages, les falsifications qu'on lui fait subir. 1871, in-8, 40 pages.............. 1 fr. 25

COLIN (L.). **Traité des maladies épidémiques**, origine, évolution, prophylaxie. Paris, 1878. 1 vol. in-8 de 1032 pages................. 16 fr.

— **Traité des fièvres intermittentes.** Paris, 1870. 1 vol. in-8 de 544 pages, avec un plan médical de Rome.................. 8 fr.

— **De la variole**, au point de vue épidémiologique et prophylactique. Paris, 1873. 1 vol. in-8 de 150 pages, avec 3 figures de tracés.............. 3 fr. 50

— **Épidémies et milieux épidémiques.** 1873. 1 vol. in-8 de 114 p.. 2 fr. 50

— **De la fièvre typhoïde dans l'armée** 1878. 1 vol. in 8 de 200 p... 4 fr.

— **Nouvelle étude de la fièvre typhoïde** dans l'armée. Paris, 1882, in-8, 68 pages............... 2 fr.

Conseil d'hygiène publique et de salubrité du Bas-Rhin (Recueil des travaux du). Tome I, de 1849 à 1858. Strasbourg, 1858, in-8, 460 pages. Tome II, de 1858 à 1865. Strasbourg, 1865, in-8, 448 pages.............. 10 fr.

— Séparément, le tome II................. 5 fr.

CORIVEAUD. Hygiène de la jeune fille. 1882, 1 vol. in-18 jés. de 342 p. 3 fr.

— **Le lendemain du mariage :** étude d'hygiène. 1884. 1 vol. in-18 jés.. 3 fr.

CORNARO. Le régime de Pythagore, d'après le Dr Cocchi ; **De la sobriété**, conseils pour vivre longtemps, par L. Cornaro ; **Le vrai moyen de vivre plus de cent ans dans une parfaite santé**, par L. Lessius. 1880. 1 vol. in-18. jésus avec 5 planches................. 3 fr.

COULIER. Question de la céruse et du blanc de zinc, envisagée sous les rapports de l'hygiène et des intérêts publics. Paris, 1852, in-8................. 1 fr. 50

CYR (Jules). **Traité de l'alimentation** dans ses rapports avec la physiologie, la pathologie et la thérapeutique. *Deuxième édition.* Paris, 1881. 1 volume in-8 de 573 pages................. 8 fr.

DALTON. Physiologie et hygiène des écoles, des collèges et des familles, traduit par le docteur E. Acosta. 1 volume in-18 jésus de 500 pages avec 66 figures................. 4 fr.

DAREMBERG. Comparaison des climats d'hiver sur les côtes africaines et françaises de la Méditerranée. Paris, 1878, gr. in-8................. 1 fr. 50

DÉCAISNE (E.). **Des eaux de puits** en général et de celles de la ville de Beauvais en particulier. Paris, 1874, in-8, 19 pages................. 1 fr.

DECROIX (E.). **Les dangers du tabac.** *Deuxième édition.* 1868, in-12. 50 c.

DELPECH. Salles d'asile et écoles primaires. Premiers symptômes des maladies contagieuses qui peuvent atteindre les jeunes enfants. Instruction demandée par M. le Préfet de la Seine au Conseil d'hygiène et de salubrité. 1880, in-18 jésus................. 25 c.

— **Nouvelles recherches sur l'intoxication** spéciale que détermine le **sulfure de carbone.** L'industrie du caoutchouc soufflé. Paris, 1863, in-8, 128 pages................. 2 fr. 50

— **Accidents industriels** développés sous l'influence de l'acide picrique. 1876, in-8................. 50 c.

DELPECH (A.) et **HILLAIRET** (J.-B.). **Mémoire sur les accidents auxquels sont soumis les ouvriers employés à la fabrication des chromates.** Paris, 1869, in-8, 30 pages................. 1 fr.

DEPAUTAINE (L.). **Des grandes épidémies** et de leur prophylaxie internationale. Paris, 1868, in-8, 69 pages................. 4 fr.

DEPIERRIS (H.-A.). **Le tabac**, qui contient le plus violent des poisons, la nicotine, abrège t-il l'existence ? Est-il la cause de la dégénérescence physique et morale des sociétés modernes ? Paris, 1876, 1 vol. in-8 de 512 pages................. 6 fr.

— **La vérité sur le tabac.** le plus violent des poisons. 1880, in-8, 40 p.. 50 c.

DESAYVRE. Etudes sur les maladies des ouvriers de la manufacture d'armes de Châtellerault. 1856, in-8, 116 pages................. 2 fr. 50

DESPRÈS (A.). **La prostitution en France.** Études morales et démographiques, avec une statistique générale de la prostitution en France, par A. Desprès, chirurgien de l'hôpital de la Charité. 1882. 1 volume gr. in-8 de XII-208 pages avec 2 planches lithographiées................. 6 fr.

DEVERGIE (A.) **Nouveau mode d'inhumation** dans les cimetières. 1875, in-8................. 1 fr.

DONNÉ (Al.). **Conseils aux mères** sur la manière d'élever les enfants nouveau-nés. *Sixième édition.* Paris, 1880. 1 vol. in-18 jésus de 378 pages......... 3 fr.

— **Hygiène des gens du monde.** *Deuxième édition.* Paris, 1879. 1 vol. in-18 jésus de 448 pages................. 3 fr. 50

Table des matières. — Hygiène des âges ; hygiène des saisons ; exercices et voyages de santé ; eaux minérales ; bains de mer ; hydrothérapie ; la fièvre ; hygiène de la peau ; hygiène des poumons ; hygiène des dents ; hygiène de l'estomac ; hygiène des fumeurs ; hygiène des oreilles ; hygiène des yeux ; hygiène des femmes nerveuses ; la toilette et la mode.

www.ingramcontent.com/pod-product-compliance
Ingram Content Group UK Ltd.
Pitfield, Milton Keynes, MK11 3LW, UK
UKHW022313120726
13694UKWH00004B/1415